Dr GONTHIER
Ancien externe des Hôpitaux de Lyon
Ancien interne des Hôpitaux
et de la Maternité de St-Etienne

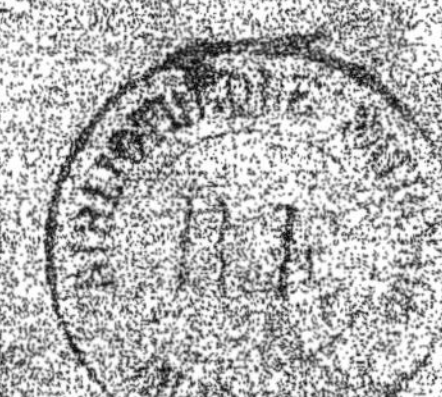

CONSIDÉRATIONS SUR UN CAS DE DYSTOCIE PAR MONSTRE DOUBLE DÉRODYME

SOCIÉTÉ ANONYME
DE L'IMPRIMERIE THÉOLIER
12, RUE GÉRENTET 12
SAINT-ÉTIENNE (LOIRE)

Considérations sur un cas de Dystocie
par monstre double dérodyme

CONSIDÉRATIONS SUR UN CAS DE DYSTOCIE PAR MONSTRE DOUBLE DÉRODYME

PAR LE

Docteur Barthèlemy GONTHIER

Ancien externe des Hôpitaux de Lyon

Ancien interne des Hôpitaux et de la Maternité de Saint-Etienne

SAINT-ÉTIENNE

SOCIÉTÉ ANONYME DE L'IMPRIMERIE THÉOLIER

12, rue Gérentet, 12

1921

A la première page de cette thèse, j'adresse mes respectueux remerciements :

A Monsieur le Professeur FABRE,

Professeur de Clinique Obstétricale,
Accoucheur des Hôpitaux,

qui m'a fait l'honneur d'en accepter la présidence, après m'avoir bienveillamment permis de puiser de nombreux documents dans son laboratoire

A Monsieur le Docteur DUJOL,

Accoucheur des Hôpitaux de Saint-Etienne,

dont l'enseignement m'a été précieux et à qui je dois la principale de mes observations. Je suis heureux de lui témoigner ici ma vive reconnaissance.

A Monsieur le Professeur agrégé HOVELACQUE,

qui a eu l'obligeance de me guider dans le dédale des théories tératogéniques et qui m'a rendu la tâche facile grâce à ses judicieux conseils, grâce surtout à la parfaite cordialité de son accueil.

A Monsieur le Professeur LATARJET,

qui a bien voulu s'intéresser à mon travail et, à son occasion, me donner des directives pour étudier les problèmes passionnants de la biologie expérimentale.

Aux Membres de mon Jury.

A mes Maîtres :

DANS LES HOPITAUX DE LYON :

Monsieur le Professeur TIXIER ;
Monsieur le Docteur VIGNARD ;
Monsieur le Docteur LYONNET ;
Monsieur le Docteur PÉHU ;
Monsieur le Docteur PLAUCHU.

DANS LES HOPITAUX DE SAINT-ÉTIENNE :

Monsieur le Docteur BÉRARD ;
Monsieur le Docteur GONNET ;
Monsieur le Docteur NORDMAN ;
Monsieur le Docteur DUJOL.

CHAPITRE PREMIER

INTRODUCTION

A propos de l'observation que je rapporte en premier lieu, j'ai cherché quelles théories avaient été émises pour expliquer la formation des monstres doubles. J'en ai ensuite ébauché une classification et ce cadre m'a permis d'ordonner les observations analogues recueillies dans la littérature médicale. Enfin, de ces observations, j'ai tenté de dégager d'une part quelques données étiologiques assez vagues, d'autre part, des considérations obstétricales plus précises.

CHAPITRE II

OBSERVATION 1

DYSTOCIE DUE A UN MONSTRE DOUBLE DÉRODYME

Communication à la Société des Sciences médicales de Saint-Etienne, le 21 juillet 1920, par M. Poty, au nom de M. Dujol, accoucheur des hôpitaux de Saint-Etienne.

Madame B .., 29 ans, née à Rive-de-Gier, entrée à la maternité de Saint-Etienne le 2 juillet 1920.

Pas d'antécédents héréditaires : père en bonne santé, mère morte de la grippe. Pas de frères ou sœurs. Plusieurs cas de gémellité dans l'ascendance du mari.

Antécédents personnels : rien d'important à signaler. Réglée normalement depuis l'âge de 14 ans. Quelques douleurs rhumatismales. Aucun signe de syphilis.

Il s'agit d'une primipare. Les dernières règles ont duré 6 jours, du 14 au 20 septembre 1919 ; le calcul habituel donne donc le 24 juin 1920 comme date probable de l'accouchement.

Vers le sixième mois, une sage-femme consultée aurait trouvé des anomalies du palper et aurait conseillé à la mère de se faire examiner par un médecin.

A l'entrée, l'examen général ne révèle rien d'anormal. Auscultation négative du cœur et des poumons. L'état général n'est pas très brillant. Il n'y a pas d'albuminurie.

Examen obstétrical. — Ventre légèrement en obusier.
Utérus en situation médiane.
Circonférence ombilicale : 104 c/m.
Hauteur du fond utérin : 32 c/m.

Les parois sont peu tendues. Par le palper, on sent un fœtus en présentation du sommet très mobile, avec bruits du cœur à droite. La tête fait saillie en avant, au-dessus de l'arcade pubienne.

Au toucher, l'arc antérieur paraît avoir un rayon un peu diminué, on atteint le promontoire qui est à 12 c/m, ce qui donne un promonto-pubien minimum de 10,5. Diamètre bi-ischiatique : 12 c/m.

Début des douleurs : le 7 juillet à 22 heures.

Entrée à la salle de travail le 8 juillet à 7 heures.

A ce moment, dilatation à 1 franc, B. C. non perçus.

Cette femme étant à terme, le bassin étant à peu près normal, et cependant la présentation restant très mobile, on met la ceinture de Pinard.

Rupture des membranes le 8 juillet à 16 heures : le liquide amniotique est boueux, verdâtre.

Pendant la journée du 8, les douleurs sont faibles et irrégulières. Le soir, la dilatation est encore à 1 franc.

Le 9 juillet à 8 heures, on fait un toucher : dilatation à grande paume de main ; on sent une tête fœtale, engagée, de consistance très anormale et très molle ; on a l'impression que toutes les sutures ont été disloquées et que les os sont épars dans un cuir chevelu distendu et procident ; tout diagnostic de position est impossible.

Au-dessus du pubis, le palper abdominal permet de sentir une deuxième masse, située vers l'ombilic et un peu à gauche, qui ressemble à une tête, quoique sa surface soit très inégale ; on y sent de la crépitation.

Dans la journée du 9 juillet, douleurs très irrégulières, progression infime.

A 19 heures la progression étant à peu près nulle depuis la veille au soir et la femme étant déprimée par le travail inefficace quoique continu, on décide une intervention.

A 20 heures, application de forceps (Levret avec lacs), sur tête engagée, à dilatation complète : les tractions tant aux lacs qu'à l'entablure ne donnent aucun résultat ; le forceps dérape sur la tête qui se laisse aplatir.

A 20 heures 30, on fait une basiotripsie : perforation avec le perforateur-alésoir, broiement bilatéral. Mais les tractions sur le basiotribe n'amènent pas la tête et n'aboutissent qu'à un arrachement du cuir chevelu, Pendant les tractions, on observe la descente de la masse située au-dessus du pubis, masse qui réascensionne quand le mobile céphalo-instrumental est abandonné à lui-même.

Devant l'inefficacité de toute traction, on conclut à une malformation qu'une main intra-utérine va reconnaître. En suivant la tête engagée et en remontant vers l'abdomen, on arrive sur le cou sur lequel se branche un deuxième cou aboutissant à une deuxième tête que l'on peut saisir entre la main intra-utérine et la main abdominale.

Il s'agit donc d'un monstre bicéphale, et on s'explique l'impossibilité d'une extraction du fœtus en bloc, les deux têtes étant étroitement solidaires l'une de l'autre. Il faut les rendre indépendantes : en s'aidant du crochet de Braun placé sur le cou de la deuxième tête, on pratique une section, avec les ciseaux de Dubois, d'abord de la colonne vertébrale au travers d'une brèche cutanée, puis des parties molles.

L'extraction du fœtus n'offre alors plus aucune difficulté. La deuxième tête, restée dans l'utérus, est retirée facilement avec la main.

Délivrance artificielle : on retire un placenta complet accompagné de membranes dilacérées. Poids : 510 grammes; dimensions : 10 c/m sur 20 c/m.

On constate des dégâts assez considérables des parties molles maternelles : déchirure périnéale intéressant le sphincter anal, plusieurs éclatements de la paroi postérieure du vagin.

L'intervention a duré 1 heure 30, sous anesthésie à l'éther. L'état de la mère est grave, elle a perdu beaucoup de sang, son pouls est presque incomptable.

On pratique une injection intra-utérine iodo iodurée La suture périnéale est différée et on place une mèche iodoformée dans le vagin. On remonte l'état général de la mère (30 c/m³ d'huile camphrée, 2 c/m³ de caféine, 2 c/m³ d'éther, 1 c/m³ de spartéine 750 grammes de sérum artificiel).

Pendant les six premiers jours, la température oscille entre 38° et 38°,4, le pouls entre 100 et 120, puis, tout rentre dans l'ordre.

Au huitième jour, périnéorraphie avec succès partiel.

La malade quitte l'hôpital un mois après l'accouchement.

Examen du monstre. — On ne constate pas de macération, cependant l'épiderme est friable et s'arrache facilement, la mort doit remonter au début du travail, on n'a d'ailleurs plus perçu les bruits du cœur à partir de ce moment.

Poids : 3.800 grammes

Aspect extérieur : Un seul corps, pourvu de deux membres supérieurs et de deux membres inférieurs. Entre les deux épaules se trouvent deux cous, divergeant à angle aigu et portant chacun une tête.

Sexe masculin, organes génitaux externes simples et normaux.

Perforation anale. Pas de malformations ni du pénis, ni des membres, ni des faces.

A l'ouverture du corps, on constate que dans la partie sous-diaphragmatique du corps, les organes sont normaux sans aucune trace de duplicité ; il n'y a qu'un foie, qu'une rate, qu'un tube intestinal, etc. L'appareil urinaire est simple : deux reins, une vessie.

Dans la partie sus-diaphragmatique au contraire les organes sont doubles.

Il existe tout d'abord une vaste cavité péricardique médiane, directement située en arrière du plastron sterno-costal, sans interposition de lames pulmonaires, contenant un cœur complexe.

Les cavités pleurales sont rejetées de chaque côté du péricarde et en arrière de lui, il y en a quatre, deux de chaque côté, nettement indépendantes, contenant chacune un poumon. Une trachée aboutit à chaque paire de poumons.

Examen du cœur. — Aspect extérieur. Le cœur paraît composé de deux ventricules séparés, appendus à une seule oreillette.

De l'angle supérieur droit de la masse ventriculaire droite émerge une aorte dont la crosse donne la carotide primitive du fœtus droit et la sous-clavière droite.

La masse ventriculaire gauche, beaucoup plus petite, émet elle aussi, par son angle supérieur gauche :

1° Un tronc artériel donnant les deux carotides, interne ou externe, du fœtus gauche.

2° Une aorte, de faible calibre, donnant la sous-clavière gauche. A signaler une anastomose entre la carotide externe gauche et sous-clavière du même côté.

Les deux aortes, après leur crosse, descendant le long de leur colonne vertébrale respective.

Aspect intérieur :

Après incision menée parallèlement au bord droit de la masse ventriculaire droite et près de ce bord, on constate l'existence d'une cavité ventriculaire, d'où part l'aorte (valvules sigmoïdes normales).

En incisant le long du bord gauche de cette même masse ventriculaire droite, on ouvre un deuxième ventricule. La cloison interventriculaire présente un large orifice de communication à la partie supérieure.

En suivant l'artère pulmonaire droite à partir de sa bifurcation et en allant vers le cœur, on la voit passer derrière l'émergence de l'aorte droite. Elle n'arrive pas jusqu'au ventricule, mais s'arrête en arrière de l'aorte en cul-de-sac.

Des voiles valvulaires sont tendus au-dessus des deux cavités ventriculaires, les orifices auriculo-ventriculaires donnant accès dans une vaste oreillette commune. Cette oreillette est pourvue de deux auricules qui s'enroulent sur sa face antérieure.

La cavité auriculaire a une forme triangulaire : à son angle supérieur aboutit une énorme veine cave, à son angle inférieur droit aboutit également une veine cave. Il n'y a pas de veines pulmonaires.

La masse ventriculaire gauche comprend deux cavités ventriculaires, aplaties d'avant en arrière, communiquant chacune, par un orifice auriculo-ventriculaire muni de valvules, avec une oreillette commune.

Le pédicule artériel partant de l'angle supérieur gauche se trouve constitué :

1° Par une aorte de faible calibre, émergeant de la cavité ventriculaire antérieure et donnant presque tout de suite l'artère sous-clavière gauche.

2° Par le tronc commun des carotides qui prend son origine dans la cavité ventriculaire postérieure. On ne trouve pas d'artère pulmonaire.

L'oreillette commune, située à la partie postéro-supérieure de la masse ventriculaire gauche, communique largement avec l'oreillette commune du cœur droit, et donne accès dans deux recessus postérieurs qui se traduisent extérieurement par la présence de deux petites auricules.

Schéma des cavités cardiaques

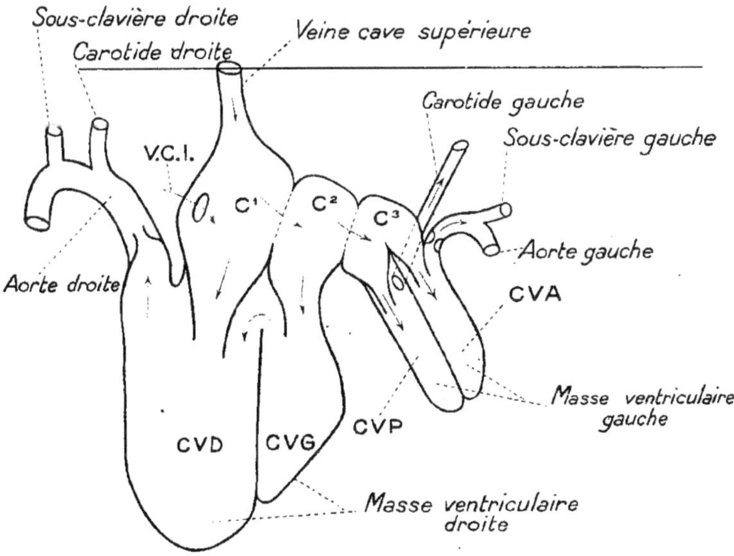

V C I	Veine cave inférieure.
C1	Compartiment auriculaire droit.
C2	Compartiment auriculaire médian.
C3	Compartiment auriculaire gauche.
C V D	Cavité ventriculaire droite.
C V G	Cavité ventriculaire gauche.
C V A	Cavité ventriculaire antérieure.
C V P	Cavité ventriculaire postérieure.

En somme, il s'agit d'un cœur double constitué par une grande cavité auriculaire, dans laquelle, grâce à la présence de cloisons ébauchées nettement visibles, on peut distinguer trois compartiments :

a) Un compartiment droit, communiquant par un orifice « mitral » avec la cavité droite de la masse ventriculaire droite ;

b) Un compartiment médian communiquant par un orifice « tricuspide » avec la cavité gauche et la masse ventriculaire droite.

c) Un compartiment gauche qui par deux orifices auriculo-ventriculaires communique avec les deux cavités, antérieure et postérieure, de la masse ventriculaire gauche.

Au point de vue osseux, la radiographie ci-annexée montre que la duplicité porte sur toute la colonne vertébrale, depuis l'atlas jusqu'au coccyx. Il existe deux séries complètes de vertèbres superposées.

Au niveau de la région dorsale, chaque vertèbre s'articule en dehors avec une côte normale. En dedans, un court segment osseux réunit les vertèbres homologues : ce segment osseux représente les apophyses transverses des vertèbres, prolongées chacune par une côte rudimentaire, qui s'unit à son homologue en formant un angle aigu ouvert en avant, d'où il résulte la présence, entre les deux séries d'apophyses épineuses, d'une troisième crête formée d'épines osseuses superposées.

Le sacrum paraît simple au premier abord, mais la radiographie prouve que les pièces sacrées fusionnées sont elles aussi en double et qu'il y a deux canaux rachidiens.

Les caractères de ce monstre double permettent de le classer dans la famille des catadidymes, dans le groupe des sysomiens, dans le genre des dérodymes.

CHAPITRE III

THÉORIES DE LA DIPLOGÉNÈSE

I. Théorie de la soudure de deux œufs indépendants.

Lémery (1724), Étienne et Isidore Geoffroy-Saint-Hilaire (1832-1837), Serres, expliquent la formation des monstres doubles par la fusion de deux individus normaux, d'abord indépendants, puis subissant, en vertu de la loi d'attraction des parties similaires, une concentration progressive réduisant à l'unité un certain nombre d'organes.

Les expériences de Panum (1860), de Broca et surtout de Dareste (1855) sur les œufs à deux jaunes ont prouvé que deux œufs distincts donnent deux individus indépendants.

II. Théorie de la fissuration.

Meckel, De Quatrefages, Valentin, Gerlach, Rauber en ont été les principaux protagonistes. Pour eux, la diplogénèse s'explique par le dédoublement partiel ou total d'un individu à développement primitivement simple. Rauber ayant remarqué que les monstres doubles sont relativement fréquents dans l'élevage artificiel des poissons, pensait que leur formation était due à certaines manipulations telles que le brossage des œufs.

Or, de ses expériences sur les œufs de poissons dans le but d'obtenir des monstres doubles, expériences toutes négatives, Lereboullet (1855-1864) conclut que les agents physiques (froid, chaleur), mécaniques (brossage, action de l'eau courante), et chimiques (air confiné), etc., provoquent fréquemment la formation de monstres, mais semblent impuissants à provoquer celle de monstres doubles, et que « la cause primitive de la monstruosité est « inhérente à la constitution de l'œuf et ne dépend « en aucune façon des conditions extérieures ».

Expérimentant, sur d'innombrables œufs de poule, l'action de la chaleur, de la trépidation, du vernissage, etc., Dareste a produit des milliers de monstres, mais il n'a pu obtenir des monstres doubles. Pour lui. l'influence des conditions extérieures est considérable, mais la fusion des deux embryons « résulte toujours..... d'un état particulier de la « cicatricule déterminant dans le blastoderme l'apparition de deux foyers de formation embryonnaire ».

Chabry (1887), grâce à une technique perfectionnée, étudie les premiers phénomènes de segmentation sur des œufs d'ascidies. Il remarque d'abord que la plupart des monstres naturels proviennent de germes monstrueux pondus par des parents déterminés, monstripares, et que la monstruosité se révèle dès les premières phases de la segmentation.

Détruisant un des deux premiers blastomères, il

constate que le blastomère restant se développe en un demi-individu et conclut que les cellules embryonnaires ont une détermination dès la première division : une fissuration de l'embryon devrait donc donner deux demi-individus et non pas un monstre double.

III. Théorie de la radiation (Rauber).

L'idée d'un double centre embryonnaire fut émise dès 1840 par Allen Thomson qui attribua la variation des formes à l'obliquité variable des axes de développement, et fut admise par tous, tant par les expérimentateurs ci-dessus cités que par les auteurs qui observèrent des œufs pourvus de deux vésicules germaninatives (Coste, Laurent, Serres et Panum, Kolliker, Dareste, Davaine, etc...).

Il y a diplogénèse dès le début du développement embryonnaire.

Reste à expliquer pourquoi l'embryon est primitivement double.

1° Fol *a invoqué la polyspermie.* — Si l'on féconde des ovules avant leur maturité ou trop mûrs, c'est-à-dire vieux, deux spermatozoïdes peuvent pénétrer dans un même ovule. Fol a expérimenté sur des œufs d'oursin narcotisés par immersion dans de l'eau saturée de CO^2 et obtenu des larves polygastrées. Les larves doubles obtenues périssent de bonne heure, mais l'expérience peut servir de base à l'hypothèse de la diplogénèse par surfécondation de l'œuf, des ovules narcotisés ou traumatisés laissant pénétrer plusieurs spermatozoïdes.

Cette hypothèse est séduisante et Mathias Duval la soutient énergiquement. Mais elle ne repose sur aucune donnée expérimentale probante : on n'a jamais obtenu, en surfécondant des ovules, que des embryons incapables de survie.

Dans les expériences de polyspermie qu'a réalisées Brachet (1910) en traitant des œufs de *rana fusca* par du liquide spermatique concentré de même espèce, plusieurs éventualités peuvent se produire.

Lorsqu'un grand nombre de spermatozoïdes pénètrent à la fois dans l'œuf, les pronucléi (*) mâles se fusionnent entre eux avant que se produisent les irridiations astériennes, qui s'enchevètrent confusément, et l'œuf se nécrose rapidement.

(*) La fécondation consiste en l'union de deux gamètes, mâle et femelle, c'est-à-dire de deux cellules sexuelles ayant subi une longue série de transformations désignées sous le nom de maturation.

Pour le spermatozoïde, la maturation consiste essentiellement en une réduction nucléaire : chaque spermatocyte I donne par mitose normale deux spermatocytes II, mais une deuxième mitose intervient sans phase intercalaire et il en résulte la formation de quatre spermatides. La tête du spermatozoïde, qui représente le noyau d'une spermatide, ne contient donc que $\frac{n}{2}$ chromosomes. n étant le nombre constant des chromosomes pour tous les noyaux cellulaires dans une espèce donnée.

L'ovule subit lui aussi une réduction nucléaire grâce à l'émission successive des deux globules polaires. Suivant l'espèce, ceux-ci sont expulsés avant, pendant, ou même après l'entrée du spermatozoïde. De plus, les phénomènes de maturation de l'ovule comprennent un accroissement et une organisation de son protoplasma, plus ou moins riche en deutoplasme, c'est-à-dire en réserves nutritives, suivant les espèces. A la ponte, l'ovule a acquis des dimensions définitives, le métabolisme qui dirige son accroissement s'arrête, l'œuf est en équilibre de maturation (Fauré-Frémiet) incapable de continuer son évolution de lui-même.

Cette inertie de l'œuf mûr a été comparée par Hertwig à l'état de dépression des infusoires après un certain nombre de bipartitions (observations de Maupas, 1888). Child exprime une idée analogue en assimilant l'œuf mûr à une cellule précocement sénile, du fait de l'actif métabolisme dont elle a été le siège.

Pour Bataillon, l'œuf mûr est en état d'hypertension osmotique, d'où arrêt des échanges avec le milieu. En fait, l'œuf mûr meurt rapidement si un

Lorsqu'il y a pénétration de dix à quinze spermatozoïdes, leurs têtes se transforment immédiatement en pronucléi et chaque centrosome, accolé à son pronucléus, oriente autour de lui, en l'irradiant, la plus grande partie possible du cytoplasme. Il se constitue autant d'énergides spermatiques qu'il est entré de spermatozoïdes. Mais un seul pronucléus mâle, celui qui a pénétré l'œuf au niveau du pôle d'émission des globules polaires, copule avec le pronucléus femelle.

Bientôt tous les noyaux de l'œuf polyspermique subissent une mitose normale et l'œuf se segmente en autant de blastomères qu'il a pénétré de spermatozoïdes (Brachet, Herlant). Le développement peut se poursuivre, mais les larves obtenues sont incapables d'une survie durable, elles périssent d'autant plus vite que la polyspermie a été plus accusée.

La larve polyspermique ne diffère de la normale

---

spermatozoïde ou quelque chose d'analogue (expériences de Lœb sur la parthénogénèse expérimentale) ne vient pas provoquer la mise en marche de son dynamisme.

L'entrée dans l'œuf du spermatozoïde rompt l'équilibre. Tout d'abord, une onde de contraction parcourt l'œuf qui expulse un peu de liquide s'insinuant entre la couche corticale du protoplasma et l'enveloppe de l'œuf. C'est ce que Lœb appelle la formation de la membrane de fécondation.

Puis du centrosome qui accompagne la tête du spermatozoïde, devenue pronucléus mâle, part une irradiation astérienne puissante qui envahit l'œuf tout entier, conditionnée vraisemblablement par une coagulation des colloïdes du protoplasma, désormais orienté. (Prenant, Brachet.)

L'ensemble du pronucléus mâle et de l'irradiation du cytoplasma autour du centrosome mâle est appelé énergide spermatique par Brachet. Sa formation traduit pour cet auteur la prise de possession de l'œuf par le spermatozoïde, et c'est à cette formation qu'il faut attribuer la monospermie normale, l'énergide du premier spermatazoïde entré étant impénétrable pour d'autres spermatozoïdes. De plus, le liquide périvitellin semble jouer un rôle et retarder la pénétration d'autres spermatozoïdes (en les agglutinant, d'après Bataillon).

Ensuite a lieu la copulation des pronucléi (rétablissement de la formule chromosomiale) et la segmentation commence, une première mitose donnant les deux premiers blastomères.

que par la composition nucléaire de ses cellules. Et pour expliquer les troubles fonctionnels qui entraînent la mort rapide, on peut invoquer les deux raisons suivantes :

D'abord la portion du cytoplasme qui a fait partie de l'énergide normale (c'est-à-dire celle dont le pronucléus mâle a copulé avec le pronucléus femelle) est la seule à fournir des cellules à noyau normal ; les autres cellules ont un noyau plus petit et une taille moindre, l'embryon est bâti sur deux mesures : une partie du corps est formée par de grandes cellules à gros noyaux (cellules normales de *rana fusca*) et le reste, de cellules plus petites ; la différence devient frappante lors de la différenciation histologique d'où résulte l'organo-génèse. D'où dysharmonie physiologique.

De plus, Brachet admet « que la fragilité de la « larve est la conséquence d'une hétérogénéité..... « due au conflit entre les menues propriétés person- « nelles des multiples spermatozoïdes ». Les influences héréditaires paternelles ne joueraient qu'un rôle très effacé dans les premières phases du développement, mais provoqueraient la dysharmonie lorsque se produisent les différenciations cytologiques de l'organogénèse.

Boveri (1907) a observé des larves dispermiques d'oursin : les deux noyaux copulent avec le pronucléus femelle, d'où un triaster. Les larves meurent rapidement par suite, d'après Boveri, de l'hétérogénéité de la formule chromosomiale des cellules de la larve.

Il existe enfin une polyspermie physiologique s'observant dans certains œufs à réserves deutoplasmiques abondantes (sélaciens, reptiles, oiseaux) où le protoplasma actif forme un petit disque au pôle supérieur et dont la segmentation est partielle. Entre le disque et le vitellus nutritif pur du pôle inférieur, existe une zone de transition appelée syncitium vitellin. Chez de tels œufs, on peut observer la polyspermie, mais il y a une énergide principale, celle dont le pronucléus copule avec le pronucléus femelle, les autres pronucléi mâles devenant les noyaux du syncitium.

De tous ces faits concernant la polyspermie, on peut conclure avec Brachet qu'elle ne peut être à la base du développement d'un organisme durable, sauf dans certains œufs, normalement polyspermiques, chez lesquels un seul spermatozoïde joue le rôle principal dans la fécondation.

La polyspermie ne saurait donc expliquer la duplicité initiale du centre de développement d'un monstre double.

2° *D'autres auteurs ont invoqué des anomalies des produits sexuels.* — Salisbury et Cutter (1886) ont décrit des spermatozoïdes à deux têtes, d'autres ont observé des ovules binucléés. L'hypothèse semble plausible dans certains cas.

3° *Enfin, l'hypothèse la plus en honneur actuellement est celle du dédoublement, intervenant dès les premiers phénomènes de segmentation.* — Cette théorie peut revendiquer des bases expérimentales : Roux (1888) détruit un des deux premiers blastomères d'un œuf de grenouille et voit se développer un demi-embryon qui peu à peu donne un embryon complet par régénération.

Driesch (1891), expérimentant sur des œufs d'oursins, isole par secouage les quatre premiers blastomères et voit se développer quatre embryons ne différant que par la taille de l'embryon normal ; il réussit à séparer les deux premiers blastomères dans un assez grand nombre d'œufs, et dans la série des jumeaux obtenus, il observe un monstre double.

Lœb (1912) met des œufs d'oursin récemment fécondés dans de l'eau de mer diluée de 100 pour 100 par addition d'eau distillée : l'absorption d'eau par l'œuf est telle que la membrane éclate et qu'une partie du protoplasma forme hernie. Les œufs sont alors remis dans l'eau de mer normale : la partie herniée se développe comme le protoplasma resté inclus et on a des jumeaux adhérents.

Zoja (1895) isole les seize premiers blastomères d'un œuf de méduse et obtient une larve complète avec chacun d'eux.

Schulze (1894) observe que si des œufs de rana fusca sont retournés sens dessus dessous au moment de leur première division et maintenus dans cette position anormale, par compression entre deux lames de verre, pendant environ vingt heures, quelques-uns donnent naissance à des jumeaux.

Herbst (1900) fait se développer des œufs d'oursin fécondés dans de l'eau de mer privée de calcium : à chaque division, les cellules ont tendance à se séparer, même résultat dans une solution de lithine.

Loeb (1909) observe que l'absence d'un ou deux des trois métaux importants de l'eau de mer donne les mêmes résultats que l'absence de calcium.

L'expérience consiste à prendre des œufs d'oursin, fécondés dans de l'eau de mer normale, à les laver dans une solution neutre de Na Cl, et à les placer dans une solution neutre mixte de chlorures de K et Ca, ou de Na et K, ou de Na et Mg. Les œufs restent dans cette solution jusqu'à une heure après qu'ils ont atteint le stade à deux cellules, puis on les reporte dans de l'eau de mer normale. On obtient plus de 50 °/ₒ de jumeaux, séparés ou soudés en monstres doubles.

« Ces expériences, dit l'auteur, suggèrent qu'un « facteur chimique peut être chez les mammifères « l'origine des jumeaux nés d'un œuf et des monstres « doubles.

« Si pour quelque raison les liquides qui entou- « rent l'œuf humain peu de temps avant ou après « la première division cellulaire sont légèrement « acides et si en même temps l'un des trois métaux « importants vient à manquer, les conditions pour « la séparation des deux premières cellules et pour « la production de jumeaux identiques (*) se trouvent « remplies. »

Pour interpréter ces diverses expériences, Brachet,

(*) Le sexe est déterminé par la fécondation (Brachet, Caullery, etc.) La formation des jumeaux, par isolement des deux premiers blastomères d'un œuf de sexe donné, explique donc que l'on observe toujours l'identité des sexes.

après Driesch, a recours à la notion de potentialité latente.

L'œuf mûr a ses énergies formatrices déjà localisées. Dans les expériences de parthénogénèse provoquée et de fécondation croisée, on obtient en effet des formes larvaires semblables à celles de l'espèce maternelle.

La fécondation normale remanie les potentialités de l'œuf et les fige dans une localisation nouvelle, qui persistera au cours du développement si l'ontogénèse est normale, ce qui n'exclut pas, tout au moins pour les premiers blastomères, la conservation d'une potentialité totale mais latente.

On peut détruire un blastomère sans troubler l'équilibre des autres qui conservent dès lors leurs localisations germinales (expériences et observations de Chabry (*), de Brachet (**), etc.

Mais si un changement se produit qui, en isolant les blastomères (expériences de Driesch, Herbst, Lœb) ou en modifiant l'équilibre de leurs matériaux constitutifs (expériences de Schulze), amène de profondes modifications de leur interaction et entre eux et avec le milieu, les blastomères peuvent faire preuve de leur potentialité totale latente et former des embryons autonomes.

Cette faculté de récupérer la potentialité initiale,

(*) D'ailleurs Chabry, ayant mis un blastomère en liberté l'avait vu amorcer un développement embryonnaire autonome.

(**) Brachet (1904) de ses nombreuses expériences sur l'œuf de *rana fusca*, œuf commode à étudier en raison de la pigmentation de son pôle supérieur, conclut que « toutes les parties et tous les organes primordiaux de l'embryon « s'édifient en des endroits déterminés par la constitution matérielle et dynamique de l'œuf ». Pour lui, la segmentation normale est un simple découpage qui ne modifie nullement les localisations germinales primitives,

variable suivant les espèces (l'indifférence cellulaire étant plus durable chez les animaux inférieurs), s'atténue peu à peu avec les segmentations au fur et à mesure des différenciations histologiques (*).

L'interprétation de Rabaud ne diffère pas sensiblement de celle de Brachet. Dans toutes les expériences citées, il fait ressortir surtout l'influence primordiale du milieu sur l'ontogénèse, et, tout en faisant la part des qualités héréditaires de l'œuf, il conclut que le développement embryonnaire se fait par épigénèse intégrale, la monstruosité étant due à une variation de cette épigénèse, conditionnée par l'intéraction du complexe organisme × milieu.

Morphogénèse des monstres.

Après un certain nombre de mitoses consécutives, l'œuf devient une morula (**), puis une blastula. On sait que la gastrulation, chez les vertébrés, se traduit par l'apparition de la ligne primitive, d'abord simple encoche du disque embryonnaire, puis ligne s'enfonçant radiairement au sein de la tache embryonnaire. Cette ligne primitive constitue l'axe de développement, c'est en avant de son extrémité antérieure que se forme la gouttière médullaire.

Lorsque diplogénèse, il y a deux lignes primitives, deux axes de développement.

Si les deux centres de développement sont assez

(*) Les cellules sexuelles, oogonies et spermatogonies, procèdent directement des premiers blastomères et conservent leur potentialité totale (Brachet).

(**) Comme le fait remarquer avec insistance Rabaud, ces stades représentent des instantanés pris au cours d'une évolution parfaitement continue, sans saccades.

distants pour ne pas entrer en contact, les deux embryons restent distincts et on a affaire à une grossesse gémellaire univitelline

Le plus souvent, semble-t-il, l'espace manque, et certains groupes de cellules blastomériques servent à l'édification d'organes faisant partie des deux embryons. L'organogénèse, au point dit de fusion, se fait à la fois suivant les axes des deux lignes primitives, et il en résulte un monstre double.

Lorsque les lignes primitives sont parallèles, les parties fusionnées des embryons, c'est-à-dire communes aux deux embryons, sont les régions moyennes. On a un monstre en H ou en X.

Lorsque les lignes primitives sont parallèles et en opposition, les fœtus sont unis par leurs extrémités céphaliques. La fusion, enfin, porte sur les régions céphaliques (monstres en Λ, en λ) ou pelviennes (monstres en Y, en V) suivant que les lignes primitives, disposées à angle aigu, sont rapprochées par leurs extrémités antérieures ou postérieures.

Une remarque s'impose : comme les embryons se développent tous deux appliqués par leur face ventrale sur l'œuf, si les aires embryonnaires sont partiellement fusionnées, c'est-à-dire si un certain nombre de blastomères appartiennent aux deux embryons à la fois, ces blastomères communs servent à l'édification de régions obligatoirement homologues. C'est ainsi qu'il faut expliquer la fusion (en donnant à ce terme sa véritable signification) des parties similaires, et non pas par une concentration en vertu de la loi de l'affinité du soi pour soi de Geofroy-Saint-Hilaire.

CHAPITRE IV

CLASSIFICATION DES MONSTRES DOUBLES

Is. Geoffroy-Saint-Hilaire répartissait les monstres composés en trois grands groupes :

1° *Les monstres doubles autositaires* (composants égaux) ;

2° *Les monstres doubles parasitaires* (un des composants s'est développé de façon très imparfaite) ;

3° *Les polygnathiens et les polyméliens* (duplicité révélée seulement par la présence de mâchoires ou de membres supplémentaires).

Il est facile de critiquer cette classification. Il semble en effet plus rationnel de placer à côté de de chaque espèce d'autositaires, le parasitaire correspondant. Quant au groupe des polyméliens et polygnathiens, il réunit des monstres de tératogénie disparate : les uns sont de vrais parasitaires dégradés, les autres sont dus à des phénomènes de dédoublement se produisant chez des monstres unitaires.

Mais les théories tératogéniques actuelles ne sont encore que des hypothèses imparfaitement prouvées, et, en attendant de pouvoir établir une classification véritablement embryogénique, on peut adopter la classification saint-hilairienne, en y apportant quelques modifications et en ne lui donnant que la valeur d'une simple nomenclature.

MONSTRES DOUBLES AUTOSITAIRES

I. MONSTRES EN H OU X, TÉRATOPAGES, ANACATADIDYMES DE FŒRSTER

(Régions moyennes communes).

A. — Anacatadidymes monomphaliens

(Ombilic simple).

a) *Monstres à union purement ombilicale. Omphalopages.* — Leur genèse diffère totalement de celle des autres monstres doubles. Ils résultent en effet (observations de De Quatrefages sur les poissons) de la fusion secondaire et très tardive de deux embryons développés aux deux pôles d'un œuf. Les composants sont autonomes, et leur union se réduit à des adhérences cutanées. Il n'en a pas été observé chez l'homme.

b) *Monstres à union sus-ombilicale.* — La fusion se fait à partir de l'ombilic et remonte de plus en plus haut, suivant les familles.

Xiphopages. — Union face à face de l'ombilic à l'extrémité de l'appendice xiphoïde. Les cavités abdominales communiquent.

Les recherches de Dareste l'on conduit à distinguer avec raison deux sortes de xiphopages :

D'une part les *xiphopages vrais*, qui ne varieraient guère des omphalopages : pas de double symétrie et par conséquent pas d'inversion viscérale ; la fusion a été tardive, postérieure à la formation des cœurs. D'autre part, les *xiphopages plus complexes*, avec viscères inversés, à double symétrie, se rapprochant des thoracopages ; régions communes comprenant le lieu de formation des foies (*).

Thoracopages, sternopages, stomopages. — Union face à face depuis l'ombilic jusqu'au milieu ou jusqu'à l'extrémité supérieure du sternum, ou jusqu'à la bouche inclusivement.

Les cavités thoraciques communiquent ainsi que les cavités abdominales. En général, organes doubles sauf le foie.

Hémipages, ophtalmopages. — Union depuis l'ombilic jusqu'à la face, les thorax étant soudés face à face, les têtes semblant avoir subi une rotation en dehors.

Ectopages. — Union latérale des régions thoraco-abdominales, têtes libres, les membres thoraciques

(*) Il a été observé une forme incomplète de xiphopage : l'un des composants, très réduit, est appendu à l'ombilic de l'autre. Ce sont les *Hétéropages*.

adjacents sont confondus en un membre double ou restent distincts. Les colonnes vertébrales sont rapprochées.

c) *Monomphaliens à union sous-ombilicale.* — Ce sont les *ischiopages*. Régions pelviennes communes ; double bassin portant quatre membres inférieurs ; rectum commun.

B. — ANACATADIDYMES EUSOMPHALIENS (Ombilic double).

Trois genres pour Is. GEOFFROY-SAINT-HILAIRE :

a) Pygopages. — Composant dos à dos ; région lombo-sacrée commune ; membres inférieurs indépendants ; deux rectums débouchant dans un anus unique.

b) Céphalopages (*Craniopages* (*) *ou pariétopages, et occipitopages*). — Composants unis par les vertex : soudure superficielle, n'intéressant pas les encéphales qui restent toujours distincts. Les composants sont orientés tantôt dans le même sens (union des occiputs) et tantôt en sens inverse (union de l'occiput de l'un au front de l'autre), ce qui est en contradiction avec la loi d'union des parties similaires. Comme les omphalopages, ils résultent vraisemblablement de la fusion secondaire tardive de deux embryons à centres de développement distincts.

(*) Si l'un des composants se réduit à une tête, on a le genre *epicome*, forme parasitaire du craniopage.

c) *Métopages*. — Union superficielle front à front Genèse inconnue.

II. MONSTRES EN λ OU Λ TÉRATADELPHES, ANADIDYMES DE FŒRSTER

Régions communes comprenant la tête et s'étendant au delà du thorax. Dans la cage thoracique double, les organes sont disposés symétriquement par rapport à l'ensemble du monstre et appartiennent par moitié aux deux composants. Geoffroy-Saint-Hilaire les répartit en *sycéphaliens* (tête double, au moins partiellement) dont la famille la plus typique est celle des *janiceps*, et en *monocéphaliens* (tête unique). Ces derniers comprennent trois familles :

a) *Déradelphes* (*). — Bifurcation à l'ombilic.

b) *Thoradelphes*. — Bifurcation à l'ombilic et deux membres thoraciques seulement.

c) *Iléadelphes*. — Bifurcation au niveau des bassins.

III. MONSTRES EN Y OU V TÉRATODYMES, CATADIDYMES DE FŒSTER

La région commune comprend essentiellement le bassin et l'abdomen, mais peut s'étendre plus haut jusqu'aux têtes. Deux axes de symétrie. Deux membres pelviens seulement.

(*) Formes incomplètes ; *Pygomèles* se rattachant aux iléadelphes, *hétéradelphes* et *gastromèles* se rattachant aux déradelphes et thoradelphes.

A. Sysomiens. — Corps double sur une étendue variable. Cinq familles.

Psodymes. — Corps distincts à partir de la région lombaire. Deux thorax, séparés.

Xyphodymes. — *Thoracodymes.* — *Sternodymes.* — Bifurcation à partir de l'ombilic, du milieu ou de l'extrémité supérieure du sternum. Quatre membres thoraciques, ou parfois trois seulement, les deux internes pouvant être fusionnés.

Dérodymes. — Corps extérieurement unique mais bicéphale, avec deux membres pelviens et deux membres thoraciques. Colonnes vertébrales indépendantes ; deux cous et deux têtes.

B. Monosomiens. — Un seul corps, têtes plus ou moins fusionnées latéralement.

Atlodymes. — Deux têtes sur un seul cou ; colonne vertébrale unique jusqu'au niveau de l'atlas qui est double.

Iniodymes, opodymes, rhinodymes. — La fusion remonte encore plus haut, jusqu'à la partie latérale de l'occipital, ou jusqu'à la région oculaire (trois orbites).

MONSTRES DOUBLES PARASITAIRES

Les formes incomplètes, comprenant les monstres dont un des composants, plus ou moins réduit, vit en parasite de l'autre composant, et classés par

Geoffroy-Saint-Hilaire dans le groupe des *hétéraliens* et *hétérotypiens*, doivent être rattachées aux formes types d'autositaires.

Des *Polyméliens* et *Polygnathiens* de Geoffroy-Saint-Hilaire, les uns sont rattachables à certains types autositaires, c'est, par exemple, le cas des *desmiognathes* et *épignathes* qui sont des formes imparfaites des dérodymes et opodymes: c'est aussi le cas des *pygomèles* et *gastromèles* qui doivent se rattacher aux tératadelphes. D'autres, tels que les *mélomèles*, sont des unitaires vrais.

Endocymiens. — Monstres par inclusion. — Un des composants constitue une tumeur parasitaire incluse dans l'autre composant. Lorsque de deux embryons accolés, l'un se développe mal, il est englobé dans le sac vitellin de l'autre (observations de Houssay et Jean Tur). On comprend donc que l'on puisse observer des *endocymes*, tumeurs contenant un embryon très rudimentaire, incluses dans l'abdomen d'un hôte normal. Des tumeurs de constitution analogue s'observent aussi au niveau de la région sacro-coccygienne, au niveau du rectum ou des bourses. Les données précises manquent sur leur genèse : pour Baudoin, la tumeur occuperait d'abord la cavité abdominale, puis émigrerait au dehors lors de la constitution du périnée.

Les *kystes dermoïdes* de l'ovaire et du testicule auraient pour cet auteur la même pathogénie : primitivement abdominaux, ils accompagneraient les glandes génitales dans leur migration.

D'autres auteurs, par contre, croient au développement parthénogénétique d'un ovule.

A signaler enfin la théorie blastomérique : de même que l'isolement d'un des premiers blastomères peut donner un frère jumeau, ainsi l'isolement physiologique d'un groupe de cellules embryonnaires peut produire, suivant le degré de différenciation histologique de ces cellules, soit une mâchoire ou un membre supplémentaire, soit une tumeur tridermique, soit enfin un kyste dermoïde (*) simple.

(*) Les *kystee dermoïdes simples* par enclavement ne renferment que des productions semblables à celles du territoire cutané dont ils dérivent. Ils se forment là ou au cours du développement, deux replis ectodermiques se rencontrent et se soudent (fentes branchiales, fronto-maxillaires, raphé périnéal, etc.).

CHAPITRE V

OBSERVATIONS

XIPHOPAGES

OBSERVATION 2. — *Cas de Pertsch.* — Monstre double ayant vécu au xe siècle, dont l'histoire est rapportée de façon analogue par trois manuscrits arabes de la bibliothèque de Gotha. Il s'agissait d'un xiphopage âgé de 25 ans ; l'un des sujets survécut plusieurs jours à l'autre.

OBSERVATION 3. — Xiphopage né en 1429 à *Aubervilliers* ayant vécu quelques jours.

OBSERVATION 4. — Xiphopage baptisé à *Gênes* en 1617, cité par MARTIN dans son histoire des monstres.

OBSERVATION 5. — *Cas de Kœnig* (XVIIe siècle). *Catherine-Elisabeth.* — KŒNIG signale les difficultés du travail « experverso « alterius infantis situ, retroflexis capite et pedibus ». La séparation des enfants, après leur naissance, fut obtenue très simplement par une ligature puis une section du pédicule. Il s'agissait donc d'un xiphopage vrai, à pont d'union ne contenant ni foie ni péritoine.

OBSERVATION 6. — *Xiphopage de Fangazo* (1802), bifemelle, ayant vécu 5 mois.

OBSERVATION 7. — Xiphopage féminin d'*Arasoor* (Indes) (1803) dont l'observation est presque calquée sur celle de Radica-Doodica (voir plus loin), ayant vécu au moins 3 ans.

OBSERVATION 8. — *Frères siamois.* — Etudiés par Isidore GEOFFROY-SAINT-HILAIRE ; ils avaient 18 ans quand ils sont venus en France en 1829 ; morts en 1874 ; autopsiés à Philadelphie ; pas d'inversion viscérale.

OBSERVATION 9. — Xiphopage féminin de *Hasbach* (1834), né d'une mère V^e pare.

OBSERVATION 10. — *Cas de Schoenfeld* (1859). — SCHOENFELD, avant l'accouchement, avait fait le diagnostic de grossesse double, et même d'enfants réunis.

Pendant le travail, les enfants étant vraisemblablement morts, SCHOENFELD intervint : « Comme il se déclara une hémorragie « assez abondante, provenant, d'après moi, de la séparation « partielle du placenta, je pris la résolution de séparer les « enfants au moyen du bistouri, dans l'intérieur même des voies « génitales.

« Voici de quelle façon je procédai :

« J'enveloppai un bistouri presque jusqu'à la pointe avec un « large ruban de toile, mais en laissant pendre en dehors des « voies génitales un bout de ruban d'une longueur assez grande. « Je saisis alors le bistouri entre le médius et l'index, enjoignant « à la sage-femme de pousser vigoureusement la tête qui se « présentait du côté opposé ; et je pénétrai, parvenant à grand'-« peine vers les dernières côtes. J'appuyai la pointe du bistouri « sur le sillon des côtes, et, saisissant le bout du ruban qui « pendait en dehors des voies génitales, je tirai dessus. Ce qui « fit que le bistouri toucha immédiatement les tissus dans le « sillon d'union jusqu'à l'extrémité inférieure du pont d'union. « Tout d'abord, je craignis de très grandes difficultés dans « l'exécution de mon projet ; mais la séparation des fœtus se « fit avec une grande facilité ; car le pont d'union se composait « seulement d'une substance cartilagineuse.

« Cela fait, j'imprimai de vigoureuses tractions sur la tête « déjà développée, et j'eus le plaisir d'extraire le premier enfant « jusqu'à l'ombilic. A ce moment, je séparai ce qui restait des « parties molles. Alors, l'extraction du premier enfant fut un fait « accompli. Pour le deuxième, je fis la version sur les pieds, et « quelques minutes après, ce second enfant, à son tour, était « mis au jour.

« Grâce à l'ablation du placenta et à des frictions sur l'abdomen, « l'utérus se contracta rapidement, et l'hémorragie cessa. »

Schoenfeld dit ensuite que la mère se rétablit rapidement, et relate l'examen du monstre qui était un xiphopage vrai, pesant 17 livres et demie.

OBSERVATION 11. — *Cas de Bœhm* (1860). — La mère était âgée de 25 ans et avait eu deux enfants. « Dans sa famille, la « tante a déjà eu deux grossesses gémellaires Les phénomènes « de la grossesse était cette fois-là si anormaux qu'on supposa « plutôt une métrite parenchymateuse aigüe qu'une grossesse. « Ce n'est qu'à l'apparition du pouls fœtal qu'on reconnut que « le diagnostic était erroné, et constata en même temps qu'il « s'agissait en réalité d'une grossesse gémellaire. L'accouche- « ment se produisit le 25 décembre 1860, deux à trois semaines « avant le terme normal. Après la rupture des membranes, je « constatai, à mon grand étonnement, dans les voies génitales, « quatre extrémités, et je supposai alors que les deux enfants « se présentaient par les pieds. En conséquence, je crus qu'il « fallait attendre, pour déterminer lequel des deux viendrait le « premier au monde. Mais bientôt j'observai que les pieds « s'avançaient simultanément ; toutefois il était impossible de « reconnaître le véritable état des parties. Je ne pouvais en « effet penser à des monstres ! J'attendis donc avec anxiété, et « finalement, au milieu des douleurs de l'accouchement, les « deux extrémités pelviennes et les troncs des enfants furent « expulsés ; et je constatai immédiatement l'adhérence des deux « enfants l'un à l'autre. Bientôt suivirent sans difficultés les « têtes intimément pressées l'une contre l'autre, ainsi qu'un « grand et unique placenta, avec un cordon ombilical épais, « extérieurement simple, qu'on lia provisoirement. Le chorion « et la cavité de l'amnios étaient absolument simples et « uniques. »

Bœhm, père de ce xiphopage, ayant constaté que le pont unissant les deux fillettes semblait ne pas contenir de foie ni d'anses intestinales, le sectionna au bistouri. Réunion *per primam*. Mort d'une des enfants le troisième jour, l'autre resta bien portante.

OBSERVATION 12. — *Cas de Biaudet et Bugnion* (1881). — *Marie-Adèle* : nées à Lavey (Suisse), d'une mère multipare : le premier enfant vient par la tête, le deuxième, par les pieds. Séparées chirurgicalement à 3 mois en raison du mauvais état général d'Adèle : mort des deux sujets par péritonite. Il s'agissait d'un xiphopage hépatodyme, à viscères non transposés.

OBSERVATION 13. — *Cas de Thomson*, 1887 (in thèse LAFORGE : observation 8). — Xiphopage bifemelle. La mère était secondipare ; présentation de la face de la première tête, travail se prolongeant sans progression ; le médecin appelé fait une application de forceps sans résultats ; par le toucher manuel, on constate alors la soudure des deux fœtus qui sont enfin extraits, la deuxième tête suivant la première. Mort des enfants pendant le travail. Hémorragie par décollement placentaire après la sortie des enfants. Suites de couches normales.

OBSERVATION 14. — *Radica-Doodica Khéttronaïk* : nées en 1889 aux Indes anglaises (province d'Orissa), examinées par BAUDOUIN, à Bruxelles, en 1892. Renseignements imprécis sur l'accouchement : les deux têtes seraient venues à la vulve l'une derrière l'autre. La mère a eu cinq enfants avant le monstre, et un après. Union depuis le milieu de l'appendice xiphoïde jusqu'à l'ombilic par un pont de tissu mesurant 10 c/m. de haut sur 8 c/m de longueur, assez lâche pour permettre la marche. Alors qu'elles étaient exhibées par Barnum et Bailey, en 1902, les fillettes tombèrent malades (péritonite tuberculeuse de Doodica). DOYEN fit la séparation chirurgicale : dans le pont d'union il trouva un pont hépatique très vascularisé et un pont ostéocartilagineux représentant les appendices xiphoïdes fusionnés. Radica guérit rapidement, Doodica succomba au bout de quelques jours. Pas d'inversion viscérale, autonomie des sujets : il s'agissait d'un xiphopage vrai.

OBSERVATION 15. — *Frères chinois.* — *Liou-Tang-Sen et Liou-Seng-Sen* (Cités par LAFORGE). Nés en 1887, faisaient partie de la troupe Barnum et Bailey. Décrit par CHAPOT-PRÉVOST qui a pu les examiner à Vienne en 1901. Xiphopage vrai avec « pont « formé par la peau, une lame cartilagineuse, probablement une

« lame de substance hépatique, et des culs-de-sac péritonéaux ». Pas d'inversion viscérale.

L'accouchement a eu lieu à terme, il a été facile et normal, bien que la mère fut primipare. Elle était âgée de 20 ans et ne présentait aucun antécédent notable. Le premier enfant vint par la tête, le second par les pieds.

OBSERVATION 16. — *Cas de Corrado et Ladi*, 1901 (in thèse Laforge : observation 9). — Accouchement spontané, le premier enfant venant par la tête ; enfants nés vivants, morts le dixième jour.

OBSERVATION 17. — *Cas de Davidson*, 1904 (in thèse Laforge : observation 10) — Xiphopage vrai, hépatodyme, bifemelle, né avant terme. La mère, âgée de 31 ans, était IVe pare. Aux dires de la sage-femme, une tête se dégagea d'abord à la vulve, suivie des épaules avec lesquelles se dégagèrent les pieds du deuxième enfant. Mort pendant le travail.

XIPHOTHORACOPAGES

OBSERVATION 18. — *Maria-Rosalina*, fillettes nées au Brésil en 1893. — Séparées chirurgicalement en 1899 par Chapot-Prévost, professeur à la Faculté de médecine de Rio-de-Janeiro. L'intervention montra que dans le pédicule se trouvaient un pont hépatique, les bords adossés des grands épiploons, une arcade ostéo-cartilagineuse, un mince pont péricardique ; de plus, les plèvres communiquaient largement. La plus débile des enfants, Maria, mourut le sixième jour après l'opération. Rosalina guérit et fut présentée à l'Académie de médecine de Paris, le 9 octobre 1900, par Chapot-Prévost. De son observation, très fouillée et riche de photographies, schémas et radiographies (une radiographie montre notamment que chez Rosalina les viscères étaient inversés), j'extrais le passage relatif à l'accouchement :

« Avant ces enfants, leur mère avait eu seulement un garçon « à terme, très bien conformé et qui doit avoir maintenant neuf « ans. Après le monstre, elle a encore eu deux enfants normaux...

« Sur l'accouchement qui n'a été assisté que par une vieille « bonne femme morte deux ans après, nous n'avons eu que des « renseignements très incomplets. On sait nous dire seulement « qu'il a été tellement facile que la mère croyait n'avoir eu « qu'un enfant et qu'une tête est la première partie qui s'est « présentée. Par ces données absolument insuffisantes, il est très « difficile de se faire une idée exacte de la façon dont l'accou- « chement a dû se passer ; mais en comparant ce cas à celui « qui a été décrit par Alexandre Scott, de Glascow, et avec « lequel il a quelques ressemblances au point de vue tératolo- « gique, on peut admettre que l'accouchement a dû avoir lieu « probablement d'une façon analogue, c'est-à-dire que l'une des « têtes s'étant présentée la première en M. I. A. a été suivie du « corps respectif, et qu'après l'expulsion de l'un des enfants, « l'autre est venu, l'extrémité podalique sortant en premier et « la tête après. »

THORACOPAGES ET STERNOPAGES

OBSERVATION 19. — Baudouin relate un certain nombre d'observations, le plus souvent très succinctes, dont les suivantes :

A. *Cas de Roy* (1569), cité par Martin.

B. *Cas d'A. Paré* (1572), bifemelle, ayant vécu une demi-heure ; un seul cœur.

C. *Cas de Riolan* (1605), bifemelle, ayant vécu deux jours ; un seul cœur.

D. *Cas de Fourdrignier* (1884), bifemelle.

OBSERVATION 20. — *Cas d'Hergott* (1886) (in thèse Laforge : observation 2). Mère IVe pare, âgée de 34 ans ; grossesse pénible ; cinq heures après le début du travail, une tête se dégagea à la vulve, mais la sage-femme ne put extraire l'enfant. Les médecins appelés, après des tractions énergiques mais inefficaces sur la tête, implantèrent des crochets sur le tronc (l'enfant était mort) et tirèrent de nouveau : le périnée ayant cédé, le tronc et la deuxième tête repliée sur lui sortirent en bloc, et furent suivis des sièges et des quatre membres inférieurs. Le monstre était un sternopage, à cœur unique comprenant deux ventricules et une seule oreillette ; il pesait 5.600 gr.

OBSERVATION 20 *bis*. — *Cas de Siegenbeck* (1887). Thoracopage bifemelle, né à terme. Dystocie ; décapitation d'un des composants.

OBSERVATION 21 — *Cas de Kempe*, 1895 (in thèse LAFORGE : observation 4). Bimâle, mort-né ; un seul cœur avec deux oreillettes et quatre ventricules. L'extraction fut obtenue après trois jours de travail inefficace, par une application de forceps sur la première tête qui fut suivie du siège correspondant, puis du siège du deuxième fœtus dont la tête vint dernière.

OBSERVATION 22. — *Cas de Barette*, 1899 (in thèse LAFORGE : observation 6). La mère, primipare, avait 26 ans. Accouchement à terme. Une exploration manuelle permit de constater la présence de quatre membres inférieurs dans le vagin et l'existence d'un pont unissant les deux fœtus, dont les deux têtes étaient senties nettement par le palper externe. Mort des enfants pendant le travail. Détroncation du fœtus le plus engagé, au-dessous des omoplates, puis lac sur le bras postérieur de ce fœtus pour pouvoir sectionner l'épaule. Ensuite, extraction simple du deuxième fœtus, et enfin de la tête sectionnée. Le monstre, dont LAFORGE donne une description très détaillée, était un sternopage.

OBSERVATION 23. — *Cas de Toff*, 1900 (in thèse LAFORGE : observation 5). Thoracopage bifemelle, mort-né. Poids : 5.200 gr. mère IIIe pare, âgée de 25 ans, rachitique, présentant un bassin uniformément rétréci. Après 8 heures de travail inefficace, une application de forceps réussit à extraire la première tête, puis le siège correspondant, puis le deuxième siège et enfin la deuxième tête.

OBSERVATION 24. — *Cas de Palmedo*, 1901 (in thèse LAFORGE : observation 7). Sternopage bifemelle, pesant 7.550 gr. Accouchement à terme. Mère secondipare, âgée de 28 ans. Au premier examen, on sentit plus de deux pôles au palper et, les bruits du cœur étant bien perçus, on porta le diagnostic de jumeaux vivants ; bassin normal. Sept heures après leur début, les douleurs, qui n'avaient amené aucune progression, devinrent irrégulières et faibles ; une application de forceps permit de dégager la première tête ; après un pénible dégagement des épaules, on fit l'extraction du premier siège, puis on pratiqua une version podalique sur le deuxième fœtus. Le premier enfant vécut une heure, le deuxième était mort-né.

OBSERVATION 25. — *Cas de Laforge*, 1905 (in thèse LAFORGE : observation 1). Thoracopage présenté par M. LATARJET, au nom de M. le Professeur FABRE, à la Société des Sciences médicales de Lyon.

Mère primipare, sans antécédents pathologiques, ayant présenté des signes d'hydramnios dans les derniers jours de sa grossesse, Rupture de la poche des eaux au début du travail. L'absence de progression, en dépit de violentes douleurs, fait pratiquer une application de forceps, la dilatation étant complète depuis deux heures. On amène la tête à la vulve, mais on ne peut dégager les épaules. On parvient cependant à abaisser le bras postérieur et à éliminer ainsi la dystocie du tronc. Le médecin traitant (Dr BONNET, de Neuville), adresse la parturiente à la clinique obstétricale de la Charité. A son entrée, les bruits du cœur ne sont pas perçus ; un toucher manuel sous anesthésie confirme le diagnostic de monstre double avec présentation transversale du deuxième fœtus. M. le professeur FABRE parvient à abaisser le siège du premier fœtus et à l'attirer ainsi tout entier hors de la vulve ; après section des côtes au ras de la colonne vertébrale, la version podalique du deuxième fœtus est aisément réalisée.

La malade est dans un état grave ; dès le troisième jour, l'ensemencement des lochies donne des cultures pures de streptocoques ; mort le huitième jour ; lésions de péritonite diffuse à l'autopsie.

Le monstre, dont LAFORGE donne une description détaillée, était un thoracopage bifemelle.

ECTOPAGES

OBSERVATION 26. — A. *Cas de Sauval*, bifemelle, relaté par Martin.

B. *Cas de Richard* (1772). Bimâle, né en Vendée.

Baudouin, qui cite ces deux cas d'ectopages ayant vécu, les considère comme très douteux.

OBSERVATION 27. — *Cas de Vialleton et Adenot* (1886) La mère était IVe geste quand eu lieu l'avortement qui expulsa le monstre ectopage ; depuis, elle a eu deux autres enfants normaux ; pas d'antécédents.

Monstre constitué par deux fœtus accolés, mesurant 38 millimètres du vertex au coccyx, donc d'environ trois mois. Fœtus non pas opposés face à face, mais inclinés l'un vers l'autre latéralement, si bien que d'un côté les faces sont vues de trois quarts. Sur les faces antérieure et postérieure du monstre, on trouve un sternum formé par l'union de deux demi-sternums appartenant respectivement à chacun des fœtus ; quatre membres supérieurs, quatre membres inférieurs ; viscères inversés, un seul cœur ; organes génito-urinaires normaux et doubles du sexe féminin.

ISCHIOPAGES

OBSERVATION 28. — Les ischiopages ayant vécu sont rares, aucun n'a dépassé un an. Voici la liste des cas que Baudouin a pu rassembler :

A. *Cas de Rueff* (1552), né en Angleterre, aurait vécu 15 jours. Cas douteux.

B. *Cas de Loys et Loyse Germain* (1570), monstre né à Paris et signalé par A. Paré ; aurait été baptisé. Erreur probable sur le sexe de Loys.

C. *Cas de Viaban* (1572), monstre né à Chartres et ayant vécu quelques jours. Signalé par A. Paré.

D. *Cas de Duverney* (1705), aurait vécu 7 jours,

E. *Cas de Torlese* (1782).

F. *Cas de Cadix* (1818).

G. *Cas de Dupourqué* (1830).

H. *Cas de Boinet* (1899), ayant vécu 3 mois.

I. *Cas de Maurel et Crouzat* (1900), sujet annamite.

J. *Cas de Heynsbergh* (1900), a vécu 7 jours.

OBSERVATION 29. — *Cas de Sternberg*, 1900 (in thèse LAFORGE : observation 14). Mère IIe pare, âgée de 29 ans. Rupture précoce de la poche des eaux ; douleurs irrégulières, s'affaiblissant de plus en plus ; le palper révélait l'existence de deux têtes, on entendait les bruits du cœur à l'ombilic, et on fit le diagnostic de grossesse gémellaire. Une application de forceps ne parvint pas à extraire complètement l'enfant ; on trouva alors, au toucher, la deuxième tête au détroit supérieur, et ce n'est qu'après avoir exercé des tractions énergiques et en accrochant le fœtus par un doigt rectal, qu'on réussit à extraire la deuxième tête repliée sur l'ombilic commun. Le monstre, mort-né, était un ischiopage, pesant 3.670 grammes, sans anus ; les organes génitaux étaient atrophiés.

PYGOPAGES

OBSERVATION 30. — A. *Cas de Mary-Eliza Chulkhurst* (1100), relaté par BALLANTYNE en 1895. Alors qu'elles étaient âgées de 34 ans, l'une d'elles mourut en peu de temps ; l'autre se refusa à laisser tenter la séparation et mourut 6 heures après sa sœur.

B. *Cas de Lycosthène*, cité par A. PARÉ : deux fillettes nées en 1475 à Vérone.

C. *Cas de Treyling, Pygopage de Carniole* (1700) : bifemelle. Les fillettes furent séparées par l'action d'un caustique et moururent à quatre mois (de méningite, d'après Isidore GEOFFROY-SAINT-HILAIRE).

D. *Cas d'Hélène-Judith* (1701-1723), nées en Hongrie. D'après Isidore GEOFFROY-SAINT-HILAIRE, elles moururent toutes deux à la suite d'une affection pulmonaire contractée par l'une d'elles. Une seule vulve et un seul rectum ; les sacrums étaient fusionnés et les deux aortes communiquaient.

E. *Cas de Wolff* (1778). Pygopage mort à deux mois.

F. *Cas d'Amélia-Christina*, pygopage de la Caroline du Sud. Étudiées par SIMPSON à 5 ans et par JACKSON à 18 ans, vers 1856.

G. *Cas de Joly et Peyrat*, pygophage de l'Ariège (1874) *Jeanne-Marguerite Bombail*, mortes dix et vingt heures après la naissance.

H. *Cas de Pilat* (1879). — Accouchement à six mois et demi, un fœtus mort-né.

I. *Cas de Rosa-Josepha Blazek*, nées en 1878, étudiées par Baudouin en 1891 à Paris. Fusion intime des régions sacrées et coccygiennes, un seul urèthre, une seule vulve mais deux vagins, un seul rectum. Etaient vivantes en 1902.

J. *Cas de Millie-Christine*. Exhibées à Paris en 1873 (rossignol à deux têtes) ; étaient alors âgées de 22 ans. Union commençant à la région lombaire, d'où le nom d'*osphuopages* qui a été donné à cette variété de pygopage. Dareste fait d'ailleurs remarquer qu'il s'agit plutôt d'un tératodyme que d'un pygopage.

CEPHALOPAGES (*)

OBSERVATION 31. — En compulsant les différents articles que Baudouin a consacré aux monstres doubles, on peut établir la liste ci-dessous :

A. *Cas de Hémery* (1703). — Sexe inconnu. Accouchement facile ; les enfants furent baptisés, ils étaient donc nés vivants.

B. *Cas d'Albrech* (1733). — Bifemelle. Enfants soudées à angle droit, ayant vécu un an.

C. *Cas de Barkow* (1821). — Bifemelle. Monstre mort-né ; deux cerveaux distincts à l'autopsie.

D. *Cas de Villeneuve* (1829). — Bimâle. Né à sept mois, deux cerveaux distincts ; survie très douteuse.

E. *Cas de Mazarier* (1861). — Bifemelle. Enfants faisant un angle de 95°. Enfants mortes le huitième et le neuvième jour.

F. *Cas de Joly et Peyrat* (1874). — Bimâle, mort-né. Les deux

---

(*) D'après Baudouin, on connaît deux cas d'épicomes ayant vécu :
Epicome de Home, né en 1783 aux Indes, mort à Paris d'accident, à l'âge de cinq ans.
Epicome de Wottem (1828), mort une demi-heure après la naissance.

faces étaient orientées dans le même plan; soudure par le bord supérieur des pariétaux.

G. *Cas de Louis Blanc* (1893). — Bifemelle. A vécu cinq mois,

H. *Cas de Ziematzky* (1898). — Craniopage pariétal.

I. *Cas de Kissinger* (1908). — Bimâle, pariétopage également, ayant vécu six jours.

J. *Cas de Malley*, *Emi-Lisa Stoll*, nées à Francfort-sur-le-Mein en 1912. Union des têtes par les pariétaux, les plans des faces faisant entre eux un angle de 90°. Cerveaux distincts. Ont vécu au moins vingt mois. La mère, bien portante, avait eu trois enfants normaux. Dans la famille du père, on relève l'existence de plusieurs sujets de très petite taille; une sœur du père présentait du lanugo. La grossesse fut normale. Pas de renseignements sur l'accouchement.

MÉTOPAGES

OBSERVATION 32. — La littérature est pauvre en observations de métopages ayant vécu. Avec Baudouin, on peut citer les suivantes :

A. *Cas de Sébastien Munster* (1495). Métopage bifemelle qui vécut dix ans. L'une des fillettes mourut d'abord et on la sépara de sa sœur vivante, qui mourut très vite à son tour.

B. *Cas de Mayence*, étudié par Is. Geoffroy-Saint-Hilaire.

C. *Cas de Blainville* (1682), métopage né à Bruges.

D. *Cas de M. O. Warschauer* (1909), métopage bifemelle, une fillette morte-née, l'autre morte vingt minutes après.

Les deux sujets étaient disposés en un V dont la pointe correspondait à la soudure des fronts.

XIPHODYMES

OBSERVATION 33. — *Cas de l'homme bicéphale*, ayant vécu 28 ans, relaté pas Is. Geoffroy-Saint-Hilaire.

OBSERVATION 34. — *Cas de Ritta-Christina*, nées en 1829 en Sardaigne, adressées par Rolando à Is. Geoffroy-Saint-Hilaire.

DÉRODYMES

OBSERVATION 35. — *Cas de Boiti* (1802). « La mère, âgée de « 24 ans se disait primipare. Elle avait parcouru sans accident le « temps de sa grossesse, lorsque au huitième mois elle commença « à éprouver les douleurs de l'enfantement. Elles durèrent « pendant vingt heures, sans qu'elle crût à propos d'en confier « la cause à une personne de l'art. A la fin, elle se décida à se « faire examiner par une sage-femme, laquelle trouvant que la « tête se présentait bien et n'en soupçonnant pas une seconde, « crut devoir rester trois heures dans l'inaction ; mais voyant que « le travail augmentait sans avancer l'enfantement, elle se décida, « contre les règles de l'art, à extraire de la matrice les bras de « l'enfant et d'abord le bras correspondant à la tête et situé à « l'orifice de la matrice; c'était le gauche. Elle fit la même chose « pour le bras droit, toujours sans se douter qu'il existât une « autre tête. Une d'elles et les bras se trouvant ainsi dégagés, « elle reconnut que ces parties avaient éprouvé une tuméfaction « considérable. Les bras, entre autres, dont une portion dépassait « les parties génitales externes, étaient livides. La sage-femme « conclut de ces circonstances que l'enfant était en danger de « périr, d'autant plus que de nombreux obstacles s'opposaient à « l'accouchement, et elle l'ondoya. Ensuite elle résolut d'exercer « une forte traction sur les bras et la tête, tout en recommandant « à la mère d'aider de son mieux le travail. Cette manœuvre « violente, dont la durée fut de quatre minutes, détermina la « sortie entière de l'enfant, dont la tête droite et son cou se « trouvèrent renversés vers la partie latérale droite de l'épine « dorsale sur les côtes du même côté.

« Quoiqu'une pareille manœuvre soit contraire aux principes « de l'art, qui indiquaient plutôt la version, on ne saurait « disconvenir qu'elle n'ait été avantageuse dans cette circonstance « extraordinaire, où les deux bras situés sur les côtés de la tête « sortie la première ont pour ainsi dire frayé la route à l'autre, « dont l'expulsion aurait, sans cela, rencontré les plus grandes « difficultés. En effet, cette manière d'opérer n'a pu empêcher que « les deux têtes n'éprouvassent une pression excessive pendant « le passage. Celle droite, ainsi qu'on le voit dans le squelette, « a été violemment comprimée et j'y ai remarqué une sugillation « des plus considérables qui occupait, surtout, le cuir chevelu. »

« L'aspect extérieur, ainsi que les dimensions des divers « membres, me prouvèrent que l'enfant était venu à terme. Les « parties génitales externes étaient simples et viriles, il n'existait « qu'un seul nombril et deux mamelles. La circonférence du « thorax, considéré d'avant en arrière, comme de droite à gauche, « était plus grande qu'à l'ordinaire ; il paraissait pouvoir contenir « des viscères doubles, et servait de base à deux cous qui « s'élevaient distinctement l'un à côté de l'autre jusqu'aux deux « têtes, chevelues comme dans l'état naturel. Leurs dimensions « ainsi que celles de leurs cous respectifs, présentaient les « proportions convenables, sinon que la tête gauche se trouvait « être un peu plus volumineuse que la droite.

« Ces deux têtes étaient supportées par deux colonnes verté- « brales complètes, qui s'étendaient distinctement de la base de « chacun des crânes jusqu'aux extrémités des deux coccyx, et se « trouvaient situées l'une à côté de l'autre ; cependant elles se « rapprochaient vers leurs extrémités inférieures, et divergeaient « vers les supérieures. »

Le monstre était mort-né. L'auteur en continue la description : arcades osseuses réunissant les faces latérales internes des vertèbres dorsales, sacrums réunis par un ligament, coccyx convergeant en croissant ; une arcade osseuse partait du sternum et se recourbait en arrière, séparant les bases des cous ; une vessie, deux reins, deux testicules encore au devant des psoas ; un seul foie très volumineux, s'étendant d'un hypochondre à l'autre, masquant toute la face inférieure du diaphragme, émettant un prolongement thoracique, pourvu d'une seule vésicule biliaire ; tube digestif double jusqu'à la partie terminale des duodénums, simple ensuite ; un des estomacs se trouvait dans la cavité thoracique avec le prolongement sus-indiqué du foie.

La cavité thoracique, très vaste, contenait deux paires de poumons et un cœur central, presque carré, formé par un seul ventricule communiquant grâce à deux orifices auriculo-ventri-culaires avec les oreillettes fusionnées. De ce ventricule partaient deux canaux artériels s'élevant l'un à droite, l'autre à gauche, vers les cous correspondants et donnant carotides et sous-clavières. De plus une aorte descendait le long de la colonne vertébrale gauche. Les artères pulmonaires étaient réduites à de fins vaisseaux, le monstre n'était pas viable.

OBSERVATION 36. — *Cas de Denis*, d'Alger (in thèse LAFORGE : observation 12). Dérodyme avec troisième membre thoracique rudimentaire. L'auteur fut appelé auprès d'une primipare de dix-neuf ans, en travail depuis vingt-six heures; une tête, violacée, était hors de la vulve depuis une heure; l'enfant était mort et il y avait un commencement d'œdème périnéal. Les tentatives d'extraction demeurèrent inefficaces. En introduisant un doigt entre l'anneau vulvaire et la tête, on sentait trois mains; le palper abdominal était rendu impossible par la tétanisation de l'utérus. Denis réussit à extraire une des petites parties vaginales qui se trouva être une main déformée en pince de homard. Pensant alors à un monstre, il pratiqua la décollation de la tête dégagée, puis fit une version podalique. Hémorragie par inertie utérine après la délivrance, compression par un poing intra-utérin, injections d'ergotine; suites de couches normales.

OBSERVATION 37. — *Cas de Milner Moore*, 1895 (in thèse LAFORGE : observation 13). Mère IIIe pare. Rupture précoce de la poche des eaux. Après dix heures de travail, bien que la dilatation ne fût pas complète, on fit une application de forceps sur la tête engagée, mais on n'en put obtenir le dégagement. Un toucher manuel révéla la présence d'une deuxième tête; après décollation de la première tête, version podalique et extraction.

Il s'agissait d'un dérodyme de sexe féminin, pesant 4.400 grammes; un seul cœur médian avec deux oreillettes et deux paires distinctes de ventricules; deux paires de poumons; colonnes vertébrales soudées jusqu'à la troisième vertèbre dorsale.

OBSERVATION 38. — *Cas de Tribondeau.* Dérodyme triôme humain, présenté le 14 novembre 1899 à la Société de Gynécologie et d'Obstétrique de Bordeaux, par CHAMBRELENT, au nom du Dr MARCOURT. Disséqué et radiographié par TRIBONDEAU.

La mère, âgée de 24 ans, primipare, était bien portante. Pas de grossesses gémellaires chez les ascendants du père ni de la mère; mais celle-ci appartient à une famille entachée de tuberculose : cinq frères ou sœurs sont morts de phtisie pulmonaire.

La grossesse parut normale. Un mois environ avant l'époque prévue, les douleurs débutent : la sage-femme constate une présentation du siège avec bruits du cœur normaux. L'expulsion ne se produisant pas, le Dr Marcourt est appelé : il constate la présence d'un pied à la vulve et procède à l'extraction du siège, puis à l'abaissement d'un bras. Il exerce ensuite des tractions sur le tronc, mais elles restent inefficaces; il introduit alors la main dans l'utérus pour exécuter la manœuvre de Mauriceau et constate qu'il s'agit d'un bicéphale. Empaumant alors le front d'une des têtes, il réussit à la mettre en flexion forcée : la tête une fois fléchie s'engage et le fœtus est extrait, avec une deuxième tête suivant immédiatement la première.

Déchirure périnéale, mais suites de couches normales et guérison en trois semaines.

L'enfant était mort-né mais ne présentait pas de macération, il avait dû mourir pendant le travail. C'était un fœtus de huit mois, pesant 3.390 grammes.

Pourvu de deux membres pelviens et de deux membres thoraciques, son corps allait en s'évasant vers le haut, le thorax étant très large et supportait deux têtes sur deux cous se rejoignant en V. Ces têtes étaient mobiles et s'inclinaient du fait de leur poids sur l'épaule correspondante.

Au sommet du V formé par les deux sterno-cléido-mastoïdiens internes, la palpation faisait percevoir une baguette osseuse dirigée d'avant en arrière : cette arcade osseuse constituait à la base des cous et entre eux, une ceinture scapulaire médiane, disposée dans le sens sagittal et représentant deux clavicules antéro-postérieures fusionnées et au-dessous deux omoplates rudimentaires soudées.

Examen de la face postérieure du monstre : un seul orifice anal au-dessus duquel se trouvaient un coccyx bifide et un sacrum très large. Des angles supérieurs du sacrum partaient deux chaînes d'apophyses épineuses : il existait, en effet, deux colonnes vertébrales soudées par les sacrums; au niveau de la région dorsale, les vertèbres s'articulaient en dehors avec des côtes normales et étaient unies en dedans par des arcs osseux courts : de chaque apophyse transverse interne partait une côte rudimentaire s'unissant avec la côte rudimentaire homologue appartenant à l'autre côté, et formant avec elle un angle aigu à sommet dirigé en arrière. Trois loges dans le thorax : une médiane, pleuro-péricardique, et deux latérales, pleurales; la loge pleurale droite communiquait avec la cavité péritonéale.

Deux trachées et quatre poumons dont les deux internes, contenus dans la loge médiane, étaient très réduits. Un cœur unique composé d'une oreillette complexe et d'un ventricule double, portant deux pédicules artériels; artères pulmonaires normales, mais pas de veines pulmonaires : par conséquent, le monstre n'était pas viable. Deux aortes se recourbaient dans le thorax, puis s'unissaient en une seule aorte abdominale; comme tout le système artériel gauche était plus développé, l'aorte abdominale semblait être la continuation de l'aorte thoracique gauche. Tube digestif double jusqu'aux duodénums (le duodénum gauche se terminait en cæcum) et simple au delà; foie paraissant unique, mais en réalité double (double canalisation biliaire) ; deux pancréas fusionnés; une seule rate. L'appareil génito-urinaire était simple et normal, du sexe féminin.

OBSERVATION 39. — *Cas de Léopold* (1904).

« Il s'agit d'une primipare de trente-quatre ans, dont le détroit « supérieur offrait un léger degré de rétrécissement. Au début « du travail, on sentait une tête à peu près fixée au détroit « supérieur et dont la suture sagittale était transversalement « dirigée; dans le fond de l'utérus se trouvait un siège; enfin, à « gauche et au-dessous de l'ombilic, on percevait une seconde « tête.

« Au bout de trente-huit heures de travail, la situation n'avait « guère changé, sauf que la suture sagittale de la première tête « s'était mise en occipito-iliaque-gauche-antérieure et que l'on « reconnaissait un dos à gauche et en avant. D'autre part, les « contractions utérines et les bruits du cœur commençaient à « faiblir ; le col était dilatable et les eaux, teintées de mécomium, « s'étaient écoulées depuis vingt-quatre heures déjà. On fit donc « une basiotripsie ; toutefois, quand on voulut extraire la tête « broyée, on s'aperçut que la tête placée à gauche et au-dessus « de la première suivait les mouvements de celle-ci : les deux « têtes étaient solidaires, et il s'agissait très probablement d'un « monstre dicéphale.

« Avec une pince coupante, on se mit alors à enlever la boîte « cranienne de la tête broyée, ce qui permit d'introduire la main « dans l'utérus et de faire la version. Mais ici, surgit une nou« velle difficulté : l'anneau de Bandl s'était tétanisé et les trac-

« tions sur le pied abaissé ne pouvaient faire descendre le « tronc. On voulut abaisser le second pied : il fut impossible de « l'atteindre avec la main. Dans ces conditions, on recourut à « l'éviscération du fœtus, sans pouvoir cependant saisir encore « le second pied. Enfin, avec un crochet engagé dans l'aine « correspondante, on put l'abaisser et extraire le fœtus jusqu'au « niveau des épaules.

« A ce moment, nouvel arrêt causé par les bras relevés et « qu'on ne pouvait dégager, même avec le crochet. Pour y par- « venir, il fallut compléter l'éviscération ; la tête broyée fut alors « facilement extraite. Au cou se rattachait le cou de la seconde « tête, la gauche, qu'il fallut broyer à son tour pour pouvoir « l'extraire. La parturiente se rétablit sans complications.

« Quant au monstre, il présentait deux têtes, deux colonnes « vertébrales, deux sacrums et seulement une paire de bras et « de jambes. Les organes du petit bassin (utérus et ovaires) « étaient normaux et uniques. Par contre, il y avait deux tra- « chées, deux œsophages et quatre poumons. L'éviscération ne « permit pas de reconnaître s'il y avait deux estomacs. Le « cœur à première vue paraissait double, c'est-à-dire formé de « deux cœurs accolés, mais en réalité il ne se composait en tout « que de deux cavités. »

ATLODYMES. — INIODYMES. — RHINODYMES.

OBSERVATIONS 40. — *Cas de Tribondeau.* -- Monstre *atlodyme* présenté par *Antérodias* à la Société de Gynécologie de Bordeaux, en 1903.

La mère, âgée de trente-cinq ans, avait eu plusieurs avortements et en était à sa sixième grossesse. Pas d'antécédents héréditaires du côté maternel, antécédents inconnus du côté paternel.

Au cinquième mois, avortement gémellaire univitellin : un fœtus normal (aux dires de la sage-femme) et le monstre atlodyme. Ce dernier mesurait 24 c/m de longueur. Deux colonnes vertébrales allant l'une vers l'apophyse mastoïde droite de la tête droite, l'autre vers l'apophyse mastoïde gauche de la tête gauche. Spina bifida s'étendant à toute la hauteur des colonnes fusionnées, la paroi postérieure faisant complètement défaut. La colonne vertébrale gauche aboutissait en haut à un trou occipital donnant accès dans une cavité cranienne contenant un cerveau normal ; le cerveau de la tête droite était au contraire complètement atrophié et contenu dans une cavité très réduite, il y avait monoexencéphalie

Le thorax comprenait trois loges : une grande loge droite, pleuro-péricardique, une grande loge gauche, pleurale, et une toute petite loge médiane, pleurale; quatre poumons dont les deux internes rudimentaires ; un seul cœur, mais duplicité des troncs artériels. Le tube digestif était double jusqu'à l'estomac unique, et simple au delà ; un seul foie, un seul pancréas, une seule rate. Appareil génito-urinaire femelle, simple et normal.

OBSERVATION 41. — *Cas de Lagasse et Magnan.* — Monstre *iniodyme* présenté par Ed. PERRIER à l'Académie des Sciences, en 1911. Monstre du sexe mâle, né à huit mois, pesant 2.900 gr., présentant une boîte cranienne unique, mais deux massifs faciaux et deux mâchoires inférieures. Les autres organes étaient normaux.

OBSERVATION 42. — *Cas de Bimar* (1881), relaté dans la « Gazette hebdomadaire de Montpellier ». Il s'agit d'une femme, morte à cinquante-trois ans, qui présentait quatre narines et un troisième œil atrophié entre les deux yeux normaux. A l'autopsie, on trouva un troisième hémisphère cérébral médian, atrophié *(Rhinodyme)*

CHAPITRE VI

ETIOLOGIE

Les seules notions étiologiques que l'on puisse fonder sur l'observation des faits, en ce qui concerne les monstres doubles, sont que le plus souvent la mère est une multipare et que le ou les enfants sont du sexe féminin.

D'une part, en effet, sur cinquante et une observations mentionnant le sexe des monstres, on en compte trente-neuf du sexe féminin pour douze du sexe masculin, le sexe étant toujours le même pour les deux composants.

D'autre part, sur vingt et une observations indiquant l'existence ou l'absence de grossesse antérieure, on trouve quinze multipares pour six primipares.

Au point de vue héréditaire, la plupart des observations ne donnent aucun renseignement. Cependant on a parfois noté des grossesses gémellaires dans les antécédents, soit du côté paternel (observation I), soit du côté maternel (observation 11).

Les données étiologiques : multiparité, identité des sexes, prédominance du sexe féminin, grossesses gémellaires dans les antécédents héréditaires, sont donc les mêmes pour les monstres doubles et pour les jumeaux univitellins, et incitent à les assimiler les uns aux autres, tout autant que les données tératogéniques.

Aucune constatation ne semble étayer la notion de parents monstripares, notion qui impliquerait l'existence de lignées de monstres doubles, sinon identiques, du moins similaires, analogues aux lignées de polydactyles ou d'ectroméliques.

Rabaud s'élève avec force contre la notion d'hérédite dissemblable, de diathèse monstrueuse : on n'hérite pas d'une aptitude à varier, mais bien d'une variation donnée. Or, les véritables monstres doubles sont le plus souvent incapables de faire souche.

Dans les cas où l'on retrouve des faits de grossesse gémellaire dans les antécédents des parents, on peut admettre que la duplicité initiale du germe est héréditaire, la formation du monstre restant due à une interaction de l'embryon et de son milieu d'où résulte une ontogénèse anormale. La monstruosité reste une variation morphologiquement brusque, apparaissant exceptionnellement dans une lignée.

Dans une observation (31) on a noté des tares tuberculeuses du côté maternel. Dans une autre (38j) on relève qu'il y a des nains dans la famille du père. En général, on ne remarque rien d'anormal dans les antécédents et c'est *à priori* que l'on incrimine l'infection syphilitique ou tuberculeuse, l'alcoolisme, etc., comme facteur étiologique possible.

Féré (1893) a obtenu des monstruosités unitaires par arrêt de développement, en soumettant des œufs à l'influence de l'alcool, de l'éther et de divers toxiques, mais pas de monstres doubles.

Le facteur étiologique agit-il pendant quelques instants, peu après la fécondation, de façon mécanique, comme dans les expériences de Driesch ? Ou plutôt ne faut-il pas incriminer une variation déficiente de la teneur en sels des milieux maternels, comme dans les expériences de Herbst et de Lœb? Le problème est du ressort de l'eugénique, et c'est en agissant sur les géniteurs, comme l'aurait voulu faire Chabry, qu'il faudrait tenter de provoquer la formation de jumeaux et de monstres doubles.

CHAPITRE VII

CONSIDÉRATIONS OBSTÉTRICALES

Les paroles de Paul BERT « En fait de monstres, « il n'y a point de genres ni d'espèces, il n'y a que « des individus », reproduites par Mathias DUVAL, en conclusion d'un essai de classification anatomique ou tératogénique, sont encore plus vraies au point de vue obstétrical.

Des différents facteurs qui entrent en jeu au moment du travail : solidarité plus ou moins étroite des têtes, position des fœtus avant l'engagement, position du 2e fœtus lorsque le premier est en voie d'expulsion, aucun n'appartient en propre à un groupe de monstres plutôt qu'à un autre.

Tout au plus pourrait-on, *a priori*, prévoir une dystocie plus grave lorsqu'on a affaire à un dérodyme dont les têtes sont intimement juxtaposées, ou à un thoracopage dont le pont d'union très étendu empêche tout glissement et toute rotation des fœtus l'un par rapport à l'autre.

Et on pourrait aussi classer à part les céphalopages et les ischiopages, pour lesquels le mécanisme de l'accouchement semble devoir être à peu près normal.

En fait, des observations recueillies sur les monstres doubles, il ressort qu'on peut les ranger en deux groupes :

Ceux dont l'expulsion a été spontanée.

Ceux qui ont donné lieu à une dystocie.

I CAS OU L'ACCOUCHEMENT A ÉTÉ SPONTANÉ

Beaucoup d'observations ne comportent aucun renseignement sur la façon dont s'est effectué l'accouchement, mais il est probable que la dystocie a été nulle ou peu importante dans tous les cas où le monstre a survécu.

Comment expliquer cette absence de dystocie qui semble être la règle, malgré la soudure des deux composants ?

Il faut, tout d'abord, considérer que le plus souvent il s'agit de multipares, puis, que dans quelques cas, le monstre naît avant terme ; enfin, que les monstres doubles ayant survécu de façon appréciable appartiennent presque tous au groupe des xiphopages, dont le pont d'union permet une certaine indépendance des fœtus.

Mécanisme. — Tantôt le monstre double, peu volumineux, est expulsé d'un seul bloc (observation 10) ; tantôt une tête se dégage suivie du siège correspondant, puis du siège de l'autre fœtus dont la tête vient dernière (observations 18, 12, 15) ; tantôt les deux têtes se présenent ensemble au détroit supérieur, mais sont assez peu solidaires pour s'engager l'une derrière l'autre (observation 14) ; tantôt, enfin, une tête s'engage et avec les épaules respectives sont expulsés les pieds du deuxième fœtus (observation 17).

II. CAS DYSTOCIQUES

La dystocie est d'autant plus grave qu'elle n'a pas été pronostiquée.

En effet, le *diagnostic* n'est jamais posé avant le début des douleurs. L'extrême rareté des monstres doubles interdit presque d'y penser, lorsqu'on constate certaines anomalies de la grossesse : hauteur exagérée du fond de l'utérus, tension des parois, présence de plus de deux pôles ; ce sont là signes de grossesse gémellaire, en général peu nets lorsqu'il s'agit d'un monstre.

La recherche de deux foyers distincts de bruits cardiaques n'est d'aucun secours, comme le fait remarquer Laforge. En effet, d'une part, beaucoup de monstres doubles ont un cœur unique (dérodymes) ou des cœurs fusionnés (thoracopages), et on n'a alors qu'un seul foyer de bruits cardiaques ; d'autre part, la constatation de l'existence de deux foyers distincts ne saurait suffire à éliminer l'hypothèse de jumeaux soudés.

Après l'accouchement, le médecin se souvient d'avoir remarqué certaines anomalies indéfinissables, mais avant le travail, il ne fait pas le diagnostic ; tout au plus fait-il celui de grossesse gémellaire.

La radiographie pourrait peut-être, dans certains cas, révéler la monstruosité, par la disposition des colonnes vertébrales, très rapprochées, voire partiellement fusionnées.

Le *travail* se déclare, les douleurs sont souvent irrégulières et on ne s'étonne pas tout d'abord de leur inefficacité. La dilatation se fait lentement, la poche des eaux se rompt prématurément. Cependant, après un jour, deux jours de travail, l'expulsion ne se fait pas, et parfois même l'engagement ; il y a des signes de souffrance ou de mort de l'enfant. On intervient : tentatives d'extraction s'il s'agit d'un siège, forceps ou basiotripsie s'il s'agit d'un sommet ; on n'obtient aucun résultat.

La solidarité des têtes peut se révéler pendant les tractions, la deuxième tête s'abaissant quand on tire sur la première, et remontant quand on abandonne à lui-même le mobile céphalo-instrumental (observations 1 et 39).

Laforge, dans sa thèse, énumère toutes les causes de dystocie que l'accoucheur passe alors en revue et élimine tour à tour : kyste de l'ovaire ou fibrome inclus dans l'excavation, brièveté accidentelle du cordon par circulaires autour du cou, hydrothorax (élargissement des espaces intercostaux et fluctuation), brièveté naturelle du cordon (douleur déchirante accusée par la parturiente, et mise en tension du cordon, à chaque traction), spina bifida ou tumeur sacro-coccygienne. Finalement, sous anesthésie, une main plus ou moins profondément introduite dans l'utérus va constater la soudure des deux fœtus ou la réunion des cous en V et pose le diagnostic de monstre double.

La conduite à tenir varie suivant chaque cas, suivant la forme du monstre double et son mode de présentation.

A. Conduite à tenir dans les cas dystociques avec présentation des sommets.

1° *Dérodymes et autres bicéphales.* — Si les deux têtes sont mobiles au détroit supérieur, la version est indiquée, et on retombe dans le cas des têtes enclavées dernières qui sera examiné plus loin.

Il y a une tête engagée dans l'excavation, la deuxième tête est coincée au-dessus du détroit supérieur et s'oppose à toute progression. Dans un cas (observation 35), après abaissement des bras, de violentes tractions ont amené la sortie de l'enfant, nonosbstant toute prévision, grâce au renversement de la deuxième tête.

Si la présentation est encore mobilisable, on peut essayer de faire la version podalique par manœuvres internes ; mais, le plus souvent, il s'agit d'une tête fixée, sur laquelle on a vainement tenté d'exercer des tractions avec le forceps, voire avec le basiotribe. La seule ressource paraît être l'embryotomie (observation 1). Sur la main guide intra-utérine, un crochet est d'abord glissé pour arrimer le cou de la deuxième tête qu'un aide maintient appliquée contre le détroit supérieur ; puis, avec des ciseaux de Dubois, en travaillant à petits coups, on fait d'abord une brèche cutanée, ensuite on sectionne la colonne cervicale et enfin on divise les parties molles. Il faut alors ressaisir la première tête avec le basiotribe et extraire l'enfant, puis aller chercher la deuxième tête, restée dans l'utérus.

On pourrait également pratiquer la dérotomie de la tête engagée (observations 36 et 37) et faire ensuite une version podalique. Mais les manœuvres de section sont, semble-t-il, plus faciles à exécuter sur le deuxième cou, après basiotripsie de la première tête.

2° *Xiphopages, thoracopages.* — Lorsque les deux extrémités céphaliques d'un xiphopage se présentent ensemble au détroit supérieur, les contractions utérines réussissent en général à obtenir l'engagement d'une des têtes, et comme la soudure ne porte que sur la région ombilico-sternale, cette tête peut progresser jusqu'à la vulve.

L'accouchement peut se continuer spontanément ou grâce à une application de forceps : pendant que la première tête se dégage à la vulve, le siège correspondant s'engage en attirant l'ombilic commun et l'autre siège ; en même temps la deuxième tête remonte dans la cavité utérine et est finalement expulsée dernière (observations 21 et 23).

Les tractions par le forceps peuvent également suffire à faire progresser puis se dégager les deux fœtus, dans certains cas où la deuxième tête est appliquée sur le tronc du premier fœtus (observations 13 et 29). Même mécanisme dans le cas d'Hergott (observation 20), sauf qu'on fit des tractions sur le tronc au moyen de crochets.

Mais souvent, semble-t-il, la deuxième tête est bloquée au détroit supérieur et s'oppose au dégagement complet de la première. Il faut alors essayer de réaliser le mécanisme le plus favorable, déjà décrit : pour cela, après avoir extrait entièrement le siège du premier enfant, on tente de faire la version sur le deuxième (observation 24) ; une main intra-utérine allant chercher un pied pendant qu'une main abdominale refoule la deuxième tête.

La section intra-utérine du pont d'union qui a été réalisée par un accoucheur (observation 10), ne présente pas de grands avantages : elle tue le monstre tout aussi sûrement qu'une embryotomie à ciel ouvert et présente de grandes difficultés d'exécution, la manœuvre des ciseaux de Dubois étant gênée par les parties engagées du premier enfant.

Dans le cas où l'on a réussi à abaisser le siège du premier enfant et où le deuxième fœtus est en présentation transversale, appliqué sur le détroit supérieur par son adhérence au premier, et c'est le cas lorsqu'il s'agit d'un thoracopage, c'est-à-dire pour l'accoucheur d'un xiphopage à soudure étendue interdisant le mouvements de rotation ou de glissement d'un composant par rapport à l'autre, la séparation des fœtus est nécessaire : on la réalise par une embryotomie empiétant le plus possible sur le deuxième fœtus. Il faut naturellement faire ensuite la version sur le deuxième fœtus (observation 25).

B. *Conduite à tenir dans les cas dystociques avec présentation des pieds.*

Les deux ou quatre membres inférieurs, suivant qu'il s'agit d'un tératodyme ou d'un tératopage, sont dans l'excavation puis se dégagent à la vulve, et les deux têtes sont enclavées dernières.

Dans un cas, en dépit de toutes prévisions, des contractious violentes ont amené l'expulsion des deux têtes intimement pressées l'une contre l'autre (observation 11).

Normalement, si la grossesse est à terme, et si par conséquent les têtes ont des dimensions moyennes, on ne peut espérer leur faire franchir à la fois le détroit supérieur. L'accoucheur, dans un cas (observation 38), parvint à faire engager une tête en empaumant le front et en réalisant ainsi une flexion forcée. Dans un autre cas, on put extraire les deux têtes devenues dernières après version, grâce à une double basiotripsie (observation 39). Le plus souvent, il faut avoir recours à l'embryotomie et pratiquer la détroncation du fœtus le plus engagé (observation 22).

L'opération césarienne n'est jamais indiquée. — Le diagnostic est tardif, rarement certain avant une exploration intra-utérine que l'on pratique longtemps après le début du travail, alors que la poche des eaux est rompue depuis plusieurs heures ou jours, et l'œuf ouvert a d'autant plus de chances d'être infecté que l'on a dû faire de nombreux touchers. Les risques qu'une césarienne ferait courir à la mère seraient donc très sérieux, et il est inutile de les affronter. D'abord, parce que le monstre est très souvent mort, et ensuite parce que c'est un monstre.

PRONOSTIC

La viabilité des monstres doubles semble en effet très faible.

Sans parler de ceux qui sont expulsés pendant les premiers mois de la grossesse (observations 27 et 40), et de ceux qui naissent avant terme (observations 30^{II}, 31^{D}, 35, 38 et 41), en ne tenant pas compte des très nombreux mort-nés (18 observations), en étudiant les seules observations de monstres nés vivants, on constate que leur survie n'est pas considérable. Sur trente-neuf observations de monstres doubles ayant vécu, vingt-deux sont morts au bout de quelques jours ou de quelques mois, dix-sept seulement ont vécu plus d'un an (7 xiphopages vrais, 5 pygopages, 1 céphalopage, 1 métopage, 2 xiphodymes, 1 rhinodyme, pas de thoracopagesni de dérodymes). Font donc exception relative au point de vue mortalité, les xiphopages dont les composants sont autonomes au point de vue physiologique et pourront même parfois être chirurgicalement séparés (observations 5, 10, 12, 14 et 18).

Les autres monstres doubles, dont les organes essentiels sont profondément modifiés, sont des débiles en même temps que des anormaux et meurent rapidement.

Enfin, il faut remarquer que l'autopsie de certains monstres mort-nés (observations 1, 35, 38) a montré qu'ils n'étaient pas viables en raison de l'anarchie ayant présidé à la genèse de leur double système circulatoire.

Pour la mère, le pronostic est réservé, en cas de dystocie. La longue durée du travail, les explorations répétées sont évidemment des causes d'infection possible (observation 25). L'état général se ressent forcément de l'anesthésie générale qui est indispensable, et l'on n'est pas à l'abri des complications inhérentes à tout accouchement : hémorragie par décollement placentaire au cours du travail (observation 10), ou par inertie au moment de la délivrance (observation 36), etc., etc. Enfin, il est fréquent de voir de graves lésions périnéales, qu'il faut éviter en n'hésitant pas à employer les procédés de mutilation.

Mais dans la grosse majorité des observations, l'accouchement se termine de façon satisfaisante et les suites de couches sont à peu près normales.

CONCLUSIONS

I. — La formation des monstres doubles implique le développement dans un même œuf d'un double centre embryonnaire.

Si l'ontogénèse est normale, il en résulte des jumeaux univitellins.

Mais de l'interaction du double embryon et de son milieu peut résulter une variation de l'épigénèse, soit très précoce (monstres à double symétrie), soit tardive (monstres à composants presque autonomes), d'où toute une gamme de productions anormales : les monstres doubles autositaires et parasitaires.

II. — On connaît mal les causes de la duplicité initiale. Dans certains cas l'hypothèse d'anomalies de l'ovule ou du spermatozoïde semble plausible. Le plus souvent, il faut invoquer une variation se produisant dès les premiers phénomènes de segmentation.

III. — Les données étiologiques sont pour les monstres doubles les mêmes que pour la grossesse gémellaire univitelline : multiparité fréquente, identité des sexes, prédominance du sexe féminin, et parfois grossesses gémellaires dans les antécédents héréditaires.

IV. — La multiparité de la mère, la naissance avant terme du monstre, l'indépendance relative des composants (xiphopages vrais) et surtout de leurs extrémités céphaliques, sont autant de facteurs intervenant en faveur de l'accouchement spontané, qui semble le plus fréquent.

Le monstre est alors une surprise d'accouchement.

V. — Lorsque les têtes sont étroitement solidaires (dérodymes) et lorsqu'il s'agit de fœtus largement soudés (thoracopages), il y a dystocie grave.

VI. — Le monstre est alors une surprise du travail.

Il parait très difficile en effet de faire le diagnostic avant le travail, la monstruosité ne se traduisant que par des signes de grossesse gémellaire.

Pendant le travail, le toucher manuel permet seul le diagnostic.

VII. — La conduite à tenir varie suivant les cas. On est le plus souvent acculé à une embryotomie sur enfant mort.

VIII. — L'opération césarienne n'est jamais indiquée : on la pratiquerait dans de mauvaises conditions et il est inutile de faire courir des risques à la mère, en présence de la très faible viabilité des monstres doubles.

BIBLIOGRAPHIE

BAUDOUIN (Marcel). — Les sœurs Radica-Doodica Khettronaïk d'Orissa. *Semaine médicale*, 1892, page 471-476 (1 photo).

— Les monstres doubles autositaires opérés et opérables. *Revue de Chirurgie*, tome XXV, mai 1902, page 513-577 (16 figures).

— Rapports des tératomes chirurgicaux et des monstres doubles. *Archives provinciales de chirurgie*, 1907, page 218-248 (617. O).

— Un nouveau craniopage vivant. Emi-Lisa Stoll, *Semaine médicale*, 19 nov. 1913, N° 47, page 553-555 (1 photo).

BOTTI (Antoine), — de Wurzbourg. Mémoire sur un enfant bicéphale. *Bulletin des Sciences médicales*, juillet 1810, tome VI, n° XXXIV (21 pages).

BRACHET (A). — *L'œuf et les facteurs de l'ontogénèse*, Paris, O. Doin éd., 1917.

CHABRY (L.) — Contribution à l'embryologie normale et tératologique des Ascidies simples. *Journal d'Anatomie et de Physiologie*, tome XXIII, mai-juin 1887, page 167-319 (4 planches).

CHAPOT-PRÉVOST. — Premier cas de thoraco-xiphopage vivant, opéré à l'âge de 7 ans, à Rio-de-Janeiro. *Bulletin médical*, n° 85, page 1177-1189 (2 radio, 4 photo et 5 schémas, 1900).

— Sur un nouveau monstre xiphopage vivant, du sexe masculin (Compte rendu de l'Académie de Médecine, séance du 19 mars 1901). *Bulletin médical*, 1901, n° 2, page 256-257 (1 photo).

CHAUVIN (E). — *Précis de tératologie*, Paris, Masson éd., 1920.

DAVAINE. — Art. Monstres *in Dictionnaire Encyclopédique des Sciences médicales de Dechambre*, tome IX, page 201-264. Masson et Asselin éd., 1875.

DUJOL ET POTY. — Dystocie due à un monstre double. *Loire médicale*, 1920, n° 9. 34ᵉ année.

MATHIAS DUVAL. — Art. Génération, *in Nouveau Dictionnaire de Médecine et de Chirurgie pratiques de Jaccoud*, tome XV, page 751-785, Baillière édit., 1877.

— Pathogénie générale de l'embryon, *in Pathologie générale de Ch. Bouchard*, tome I, page 159-247, Masson éd., 1895.

FABRE. — *Précis d'obstétrique*, Paris, Baillière éd., 1910.

FABRE et LATARJET. — Monstre double thoracopage. *Lyon médical* 1905, tome 1, page 1031-1034.

FÉRÉ (Ch). — La famille tératoplasique. *Revue de Chirurgie*, 1895, page 692-701.

GEOFFROY-SAINT-HILAIRE (Isidore). — Extrait d'un rapport fait à l'Académie royale des Sciences, le 19 octobre 1829, par M. GEOFFROY-SAINT-HILAIRE, sur deux frères attachés ventre à ventre, etc... ; *Extrait du Moniteur du 29 octobre 1829* (14 pages). Vve Agasse éd., 6, rue des Poitevins, Paris.

LAFORGE. — Dystocie par monstres doubles autositaires *Thèse de Lyon*, 1905-1906, n° 70.

LAGASSE ET MAGNAN. — Note sur un monstre à 2 faces. *Comptes rendus de l'Académie des Sciences*, 16 octobre 1911.

LAGUESSE ET V. BUÉ. — Sur un embryon humain dérodyme de 19 millimètres et sur l'origine des monstres doubles en général (Travail du laboratoire d'Histologie et d'Embryologie de la Faculté de Médecine de Lille). *Journal d'An. et de Physiol.*, 1898, tome XXXIV, page 44-78 (1 planche).

LESBRE ET PÊCHEROT. — Etude d'un bœuf rhinodyme. *Journal d'An. et de Physiol.*, 1912, page 77 et suivantes.

LŒB. — *La conception mécanique de la vie*. Traduit de l'anglais par H. Mouton. Félix Alcan éd., Paris, 1914.

RABAUD E. — Essai de tératologie. Embryologie des poulets omphalocéphales. *Journal d'An. et de Physiol.*, 1898, tome XXXIV, page 241-261 et 496-582 (plusieurs schémas).

— Tératologie in *La Pratique des Accouchements* par BAR, BRINDEAU, CHAMBRELENT, tome II, page 945-994. Asselin et Houzeau éd., 1909.

— *La Tératogénèse*, O. Doin éd., 1914.

RENAUT. — *Traité d'histologie pratique*, tome II, page 1663-1771. Rueff éd., Paris 1899.

RÉPIN. — Origine parthénogénétique des kystes dermoïdes de l'ovaire. *Thèse de Paris*, 1891.

Semaine médicale. — Un nouveau xiphopage vivant, Rosalina-Maria. *Chronique*, page CXXXIV, 9 août 1899, 19e année, n° 34 (2 fig.).

SCHWALBE (Ernst). — *Die Morphologie des Missbildungen des Menschen und der Thiere*. IIe Teil ; Die Doppelbildungen. Iéna, Fischer éd., 1907.

TARNIER ET CHANTREUIL. — *Traité de l'art des accouchements*, tome II, page 383-472. Steinheil éd., 1888.

TRIBONDEAU. — Monstre dérodyme triome humain. *Journal d'An. et de Physiol.* 1910, page 67-102

— Monstre double atlodyme humain. *Journal d'An. et de Physiol.* 1912, page 404 et suivantes.

VERNEAU. — Art. Monstruosités, in *Nouveau Dict. de Méd. et de Chir. pratiques* de JACCOUD, tome XXIII, page 8-35. Baillière éd., 1877.

VIALLETON et ADENOT. — *Note sur un monstre double humain du genre ectopage* (Note présentée à la Société des Sciences médicales de Lyon). Association typographique 1892 (10 pages, 3 photo).

X. — A propos d'un monstre dicéphale, par Léopold, Arch. f. Gynäkol. LXXII. D'après une analyse de la *Semaine médicale*, 1904, page 199.

X. — Een Dubbelmonster door Dr Siegenbeek van Heukelom. D'après une analyse du *Journal d'An. et de Physiol.*, 1887, tome XXIII, page 324-326.

TABLE DES MATIÈRES

	Pages
Chapitre premier. — Introduction	5
Chapitre II. — Observation 1	6
Chapitre III. — Théorie de la diplogénèse	13
Chapitre IV. — Classification des monstres doubles	25
Chapitre V. — Observations	33
Chapitre VI. — Etiologie	52
Chapitre VII. — Considérations obstétricales	55
Conclusions	65
Bibliographie	67

Société Anonyme de l'Imp. Théolier, 12, rue Gérentet, Saint-Etienne

www.ingramcontent.com/pod-product-compliance
Ingram Content Group UK Ltd.
Pitfield, Milton Keynes, MK11 3LW, UK
UKHW022123260726
13993UKWH00003B/1188

9 782329 202068